ナイチンゲール生誕200年記念出版

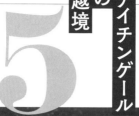

ナイチンゲールの越境 5

ナイチンゲール、神の僕となり行動する

【宗教】

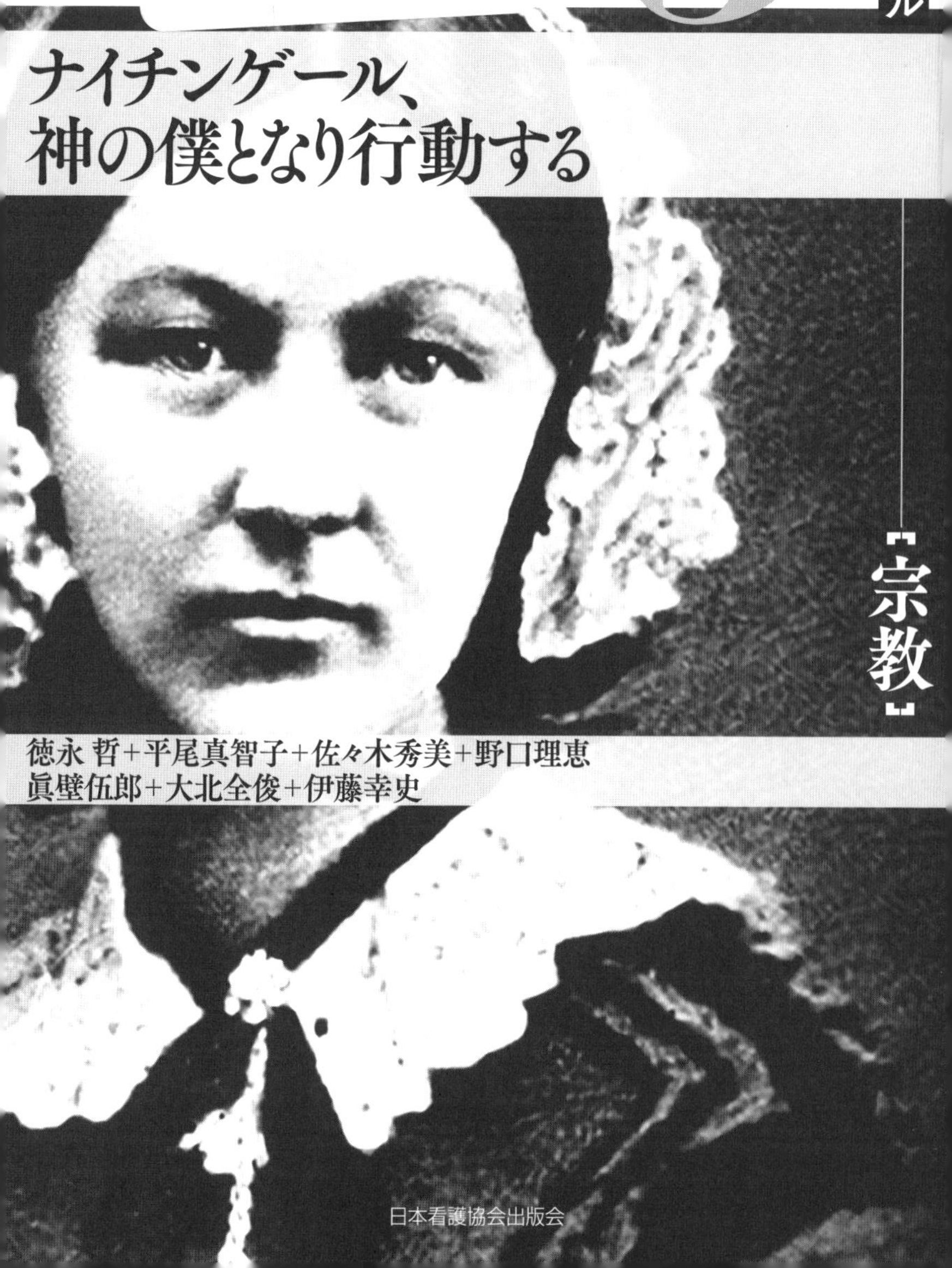

徳永 哲＋平尾真智子＋佐々木秀美＋野口理恵
眞壁伍郎＋大北全俊＋伊藤幸史

日本看護協会出版会

ナイチンゲールの宗派は何だったのでしょうか？　彼女の両親の家系はユニテリアンというプロテスタントの一派でしたが、父親が大叔父から遺産を相続する際のしきたりにより、一家はイングランド国教会に改宗しました。当時、上流階級の人びとの多くはイングランド国教会に属していたので、社交を重視した母親の意向でナイチンゲールも国教会に通っていました。しかし、彼女は国教会の教義に異議を感じるようになり、一時はカトリックへの改宗を試みています（結局、改宗は思いとどまりましたが）。

ナイチンゲールにとって重要だったのは、宗派ではなく、教会の権威や儀式、神への祈りでもなく、神の召命に応えるために行動することでした。彼女にとって神とは、善意に基づく「行為」の内に存在するものだったのです。「神の僕として、貧しい人びととの救済のために行動する」――これこそが、十七歳のときに神の声を聞いて以来、彼女が人生を捧げてきたものでした。

本書では、宗派を超えた「善きサマリア人」派だったナイチンゲールの宗教観について、考察します。

（編集部）

目次

◉本書の内容の関連事項年表

1534	ヘンリー8世、ローマ・カトリック教会から離脱し、イングランド国教会を設立（p.25, 63）
1559	エリザベス1世、正式にイングランド国教会を成立させる（p.25）
1633	ヴァンサン・ド・ポールとルイーズ・ド・マリヤックが愛徳姉妹会を設立（p.91）
1688	イマヌエル・スウェーデンボルグ生まれる
1819	アーサー・ヒュー・クラフ生まれる（p.66）
1820	フローレンス・ナイチンゲール生まれる
1829	カトリック教徒解放令（p.28） アイルランド・ダブリンに慈悲の聖母童貞会の修道院が開設（p.14）
1830	オックスフォード運動始まる（p.26）
1836	フリートナー、カイザースヴェルト・ディーコネス学園を設立（p.5）
1837	ナイチンゲール、神の声を聞く（p.19）
1838	ロンドンに慈悲の聖母童貞会のバーモンジー女子修道院が開設（p.14）
1839	キングス・カレッジ病院開院（p.3）
1845	アイルランドでジャガイモ大飢饉　～1850（p.16）
1847	ナイチンゲール、ローマでシドニー・ハーバート夫妻と出会う
1848	聖ヨハネ看護修女会（セント・ジョンズ・ハウス）が発足（p.10,35） ベントリー・トッド、キングス・カレッジ病院に「病院と家庭、そして貧しい人びとのための看護師訓練学校」を設立（p.11, 37）
1850 ～51	ナイチンゲール、カイザースヴェルト・ディーコネス学園を訪問（初回：1850年［p.103］、2回目：1851年［p.8, 108］）
1852	ナイチンゲール、マニング枢機卿にカトリック改宗の相談をする（p.48）
1853	ナイチンゲール、パリの愛徳姉妹会の施設で研修を受ける（p.48, 97） クリミア戦争勃興 メアリー・ジョーンズ、聖ヨハネ看護修女会のレディ管理者になる（p.11）
1854	クリミア看護婦人団、戦地へ派遣される（第1陣：団長ナイチンゲール、10月［p.15, 53］／第2陣：団長メアリー・スタンリー、12月［p.16, 55］）
1856	クリミア戦争終結 クラフ、ナイチンゲールの秘書的役割を担う（p.69）
1859	ナイチンゲール、『看護覚え書き』初版を出版 『思索への示唆』私家版を印刷（p.49, 119）※1860年という記述もあり
1860	ナイチンゲール看護師養成学校開校（p.114）
1861	シドニー・ハーバート、アーサー・ヒュー・クラフ没（p.70）
1868	メアリー・ジョーンズ、聖ヨハネ看護修女会を脱退する（p.13, 42）
1910	ナイチンゲール没（p.104）

フローレンス・ナイチンゲールと信仰
——宗派の壁を越えて近代看護の確立へ

徳永 哲

徳永 哲　とくなが・さとし

純真学園大学保健医療学部 英語非常勤講師

一九四三年、北九州市生まれ。一九七二年、明治大学大学院文学研究科修士課程修了。二〇〇一年、日本赤十字九州国際看護大学教授（英語担当）、二〇一一年四月から現職。

主な著書・著作：『現代悲劇の探究―神の死をめぐって』（海鳥社）、『二つのケルト―その個別性と普遍性』（共著）（世界思想社）、『闘うナイチンゲール―貧困・疾病・因襲的社会の中で』（花乱社）、『多文化社会の看護と保健医療―グローバル化する看護・保健のための人材育成』（共訳）（福村出版）、『入門 臨床事例で学ぶ看護の研究』（共訳）（福村出版）、『演劇の記号論』（共訳）（勁草書房）、「クリミア熱とナイチンゲール」、日本赤十字社人道研究ジャーナル、二：一一六～一二〇、二〇一三、「１８４０-５０年代におけるナイチンゲールの看護哲学と近代看護の形成」、日本赤十字九州国際看護大学紀要、一〇：六一～七二、二〇一一など。

十九世紀ロンドンにおける貧しい病人への看護活動の始まり

十九世紀になると、イギリスにはロンドンをはじめ各地に産業都市が出現した。その都市には様々な労働者が密集する巨大な貧困街ができていった。また、労働者人口は増加の一途をたどり、新しい階級、すなわち労働者階級へと発展し、従来の市民階級とは一線を画する独自の生活圏をもつようになった。

ロンドン東部には、そうした労働者の生活圏が広がっていた。その生活には貧困と不衛生がつきまとい、当時、疫病の温床とみなされるようにもなっていた。膨張する産業資本主義が生み落とした社会は、環境汚染、悪臭、疫病、売春などに満ちていた。しかも、その社会の底辺に生きる人びとは、救い難い状況の下で、政治や社会、さらには教会からも見捨てられていたのである。

そうした貧しい人たちに救いの手を差し伸べるべく活動を始めた人びとがいた。それは、ロンドン橋周辺の病院の医師をはじめとするプロテスタントの慈善婦人団体やカトリックの修道女であった。

一八二九年にイギリス国王ジョージ四世によってテムズ川の南側に創設されたロンドン・キングス・カレッジ（現在はロンドン・ユニバーシティ・カレッジと併合されてロンドン大学になっている）は、一八三九年にキングス・カレッジ病院を開き、救貧院およびその診療所を併設した。この病院はイングランド国教会[★1]が設立したものではあったが、教派を超えて貧しい病人に医療を提供する方法を模索した。また、バーモンジー貧困地域にあるガイ病院は、隣接するロンドン・キングス・カレッジと協力して、近代的医療に適した看護師の育成を始めた。

さらに、テムズ川北側のトラファルガー広場周辺で積極的に貧しい病人を引き受けたチャリング・クロス病院、医療の進歩に則った看護師採用を試みたミドルセックス病院（この病院は一八五四年にコレラ患者を受け入れ、ナイチンゲールは応援に行っている）、イギリスで最も古い伝統を誇る聖バーソロミュー病院（一一二三年に聖アウグスティノ会修道士が創設）などが貧しい人びとの病気と闘う拠点となった。

イエス・キリストの行いに倣《なら》って行動で信仰を証《あか》しするプロテスタントの慈善婦人団体がロンドン各地に次々と生まれた。さらに、三百年近く続いた禁止令から解放されたカトリックはバーモンジー貧困地域に女子修道院を建て、貧しい病人の救済活動を始めた。

ディーコネス会の発足とガイ病院の看護実習制度

エリザベス・フライの救済活動

ロンドンで救済活動の先駆者的はたらきをしたのが、クェーカー教徒のエリザベス・フライであった。クェーカー教徒とは、「個人の言葉や行動にこそ神の力は現存する」という信念に基づいて、教会の制度化や儀式化に反対し、社会の様々な人権差別問題に介入したり、貧困に苦しむ人々に直接食料を配布する奉仕活動に励んだりする「フレンド派」と称されるプロテスタントの一派である。

エリザベス・フライは、一八一三年、ロンドンのニューゲイト刑務所を訪れた際、所内に犯罪者以外に精神病者や知的障がい者が収監され、悲惨な生活を送っているのを目撃した。それ以後、彼女は刑務所だけでなく、精神病院などの病院の改革を訴える運動を起こした。

カイザースヴェルト・ディーコネス学園の発足

一八二二年、ドイツのルーテル教会[★2]牧師に任命されたテオドール・フリートナーは、カイザースヴェルトの教会再興の経済支援を得るために旅に出て、ロンドンを訪れた。そこでフリートナー牧師はエリザベス・フライの活動を知り、触発されてドイツに戻った。そして彼は、一八三三年、刑務所から出所した女性を救護し、更生させて社会復帰支援をする施設をカイザースヴェルトの自宅内に創設した。それから三年後、孤児院や病院で働く教師や看護

★1 カンタベリー大聖堂を有するイングランドは北ヨーロッパにおけるローマ・カトリック教会の拠点であったが、一五三四年にヘンリー八世の離婚問題が原因となり、ローマ・カトリック教会から離別した。イングランドはヘンリー八世を最高首長とする独自の国教会を創設し、カトリックの修道院を閉鎖した。しかし、カトリック的儀礼・教義は残した。イングランド国教会はイギリス聖公会とも呼ばれ、世界に広がる聖公会の母体となった。

★2 ルーテル教会は、一五一七年、ルターの宗教改革によってドイツに成立した教派で、人は信仰のみによって義とされること、すべての教理は聖書に基づくこと、万人祭司説を主張する。アメリカ、アジア、アフリカなど全世界に広まり、プロテスタント最大の教派である。

師の育成を行う教育施設カイザースヴェルト・ディーコネス学園を創設したのである。

「ディーコネス」の語源は、新約聖書の「ローマの信徒への手紙」(新共同訳、日本聖書協会)で、使徒パウロが「教会の奉仕者(オックスフォード版では“a deaconess of the church”)」として姉妹フェベを認め、信徒たちに「わたしの援助者」と紹介したことに由来している。

フリートナー牧師は、社会をキリストの王国と見立て、使徒パウロに倣って社会に奉仕する女性を「ディーコネス」と称した。

カイザースヴェルト・ディーコネス学園へは、信仰深く禁欲主義的修練を受け入れる女性であれば誰でも入学を許可された。全寮制で、一年間は聖書、神学、看護学を学びながら研修を積んだ。修了後、ディーコネス会員の証である青色の制服が与えられ、地域の救貧院施設や病院へ派遣された。彼女たちは「シスター」と呼ばれた。

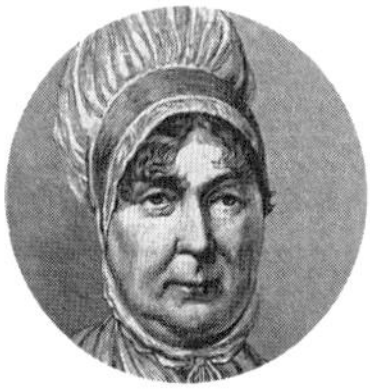

エリザベス・フライ
Elizabeth Fry, 1780-1845

社会改革者、慈善事業家。裕福なクェーカー教徒の家に生まれる。不自由ない生活を送っていたが、刑務所内の悲惨な状況を知り、ロンドンのニューゲイト刑務所を訪問。そこでの惨状を見て、女性囚人のための改善を目的とした協会を設立し、刑務所改良活動を行う。また児童福祉や慈善活動など幅広い分野でも活躍した。

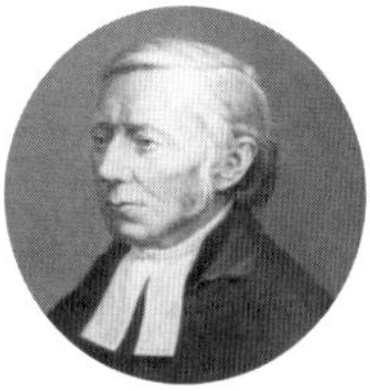

テオドール・フリートナー
Theodor Fliedner, 1800-64

ドイツ・ルーテル教会の牧師。1836年、妻のフリーデリケとともに、孤児院や病院で働く教師や看護師を育成する教育施設カイザースヴェルト・ディーコネス学園を開設した。1849年にアメリカに渡り、アメリカの看護事業発展の基礎を築いた。

そのカイザースヴェルト・ディーコネス学園の評判はイギリスにも伝わった。プロテスタントで慈善活動に目覚めた女性たちの多くがその学園に留学するようになった。エリザベス・フライも一八四〇年に、カイザースヴェルト・ディーコネス学園を訪れた。そこで、彼女は信仰に基づく献身的看護の倫理的一貫性を修得して、ロンドンへ戻った。そして、カイザースヴェルト・ディーコネス学園に倣って、ロンドンにイングランド国教会以外のプロテスタントであれば誰でも看護教育を受けることができる施設「看護修道女会（Institute for Nursing Sisters）」を設立したのである。

ディーコネス会の創設

この「看護修道女会」は、ガイ病院と提携して看護実習を制度化した。実習生は病院でユニフォームを着て三か月間実習を受けた。さらに、エリザベス・フライは看護師の組織「ディーコネス会」を結成し、病院や私費負担の患者と契約を結んで、質の良い看護を提供するための礎を築いたのである。

カイザースヴェルト・ディーコネス学園に倣った「ディーコネス会」の創設は、エリザベス・フライのクエーカー教徒以外にも、メソジスト派[★3]や長老派[★4]などのイングランド全体のプ

★3　キリスト教プロテスタント諸教派の一つ。一七三九年、イングランド国教会の牧師であったジョン・ウェスレーを中心に興された実践的な福音主義運動に由来し、全世界に広がった。信仰経験を重んじ、日課を区切った規則正しい生活方法を推奨。教育施設を設け、病院の建設、貧民救済などの社会福祉に熱心に取り組んでいる。

ロテスタントをはじめとして、イングランド国教会の低教会（ロー・チャーチ）派[★5]にも広がっていった。中でも注目されるのは、一八六二年にイングランド国教会のエリザベス・フェラートが創設した「北ロンドン・ディーコネス会」である。この会の目標は、臨床で役立つ実践的看護師の養成であり、グレート・ノーザン病院の看護を引き受けた。

「ディーコネス会」は様々な教派によってイギリス各地に広がり、創設されていったが、それぞれに目標や入会の条件は異なっていた。その中には、女性の活動意欲を削いでしまうような、近代という新しい時代に逆行する会則をもつ会も存在した。

エリザベス・フライは六十五歳で結核を患い、一八四五年に亡くなった。ガイ病院と連携した看護師養成学校設立は、出発の段階で閉じられることになってしまった。ちなみにその年は、フローレンス・ナイチンゲールが看護への道へ踏み出そうとして、社会的偏見に浸透された両親の厳しい反対にあってあきらめざるを得なかった年でもあった。

ナイチンゲールの看護観──精神性より実践の重視

それから六年後の一八五一年に、ナイチンゲールはカイザースヴェルト・ディーコネス学園への留学を果たし、規律と秩序のほか、キリスト教信仰に基づいて奉仕する献身的な看護の精神を学んだ。しかし、その学びとは対照的に、彼女は実習先の看護法は技術的に貧弱であり、衛生面は良くないと感じていた。

ナイチンゲールは一八五一年にドイツから帰国すると、聖バーソロミュー病院で医学研修を終えて世界最初の女医になったエリザベス・ブラックウェルをハンプシャーのエンブリー邸に迎え、互いの将来について語り合ったことがあった。そのとき、ブラックウェルはアメリカのニューヨークに女性だけで医療を行う病院を建てる夢を語ったが、ナイチンゲールはエンブリー邸を病棟にたとえて、病棟のつくりやベッドの配置などをどのようにしたら効果的な看護ができるかを考えている、と語った。

ナイチンゲールはその頃から、看護の実践的職務について、医学の進歩や病院の大衆化など様々な面を念頭におき、思索を重ねるようになっていたのである。

一八五三年、看護に高度な技術と実践を重要視するフランスの愛徳姉妹会（Daughters of Charity）の施設「メゾン・ド・ラ・プロヴィダンス（神の摂理の家：Sisters of Providence）」を視察し、ナイチンゲールは、看護に求められるものは信仰という精神面だけでなく、病棟のベッドの配列や衛生面、入院患者の病状や食事の管理、心理面への補助など多様な実践的な面に及ぶものだ、と確信するに至った。そして翌年、「病める貴婦人のための療養所」での病棟の改革を行い、さらにスクタリ軍事病院の衛生面の改善を実現した。[★6]

★4 キリスト教プロテスタント諸教派の一つで、スコットランド最大の勢力をもつ。信仰告白を重視すること、民主的な長老制（聖職者と信徒代表の長老とが平等に教会を統治する制度）をとることを特徴とする。

★5 イングランド国教会内の三大傾向（高教会、低教会、広教会）のうち、福音主義に立ち、プロテスタント傾向が最も強い。主教職、司祭職、サクラメント、歴史的信条を重視する高教会派に対して、宗教改革の二大原理〈聖書のみ〉〈信仰のみ〉の立場に立ち、典礼よりも個人の回心と聖化を強調する。

★6 『ナイチンゲールはなぜ「換気」にこだわったのか』（ナイチンゲールの越境2 感染症、日本看護協会出版会、二〇二一）所収の拙稿二二一〜二二三頁を参照。

その当時、すでに彼女は中世イタリアのドミニコ会修道士ジョルダーノ・ブルーノから影響を受けていたと考えられる。ブルーノは、世界に絶対なものは存在せず、世界の中心は一つではなく、中心を定める場所によって世界は相対的に、かつ無限に変化すると説いた。しかもその主張に固執したために異端審問にかけられ、火刑に処された。ナイチンゲールはそのブルーノの相対的世界観から、恋人リチャード・モンクトン・ミルンズと別れる合理的理由づけをしたばかりでなく、治療（医師）と看護（看護師）を区分して看護独自の仕事領域を明確にし、さらに「看護の三重の関心」★7の布石として、多様な看護領域すなわち病院看護、地域看護、助産、小児看護などの区分を行い、その職域を明確にしていったのである。

一八五四年にイギリスが参戦したクリミア戦争の看護婦人団の長、正式には「トルコのイギリス陸軍病院看護婦人団長」に任命されたナイチンゲールは、エリザベス・フライが育てたディーコネスたちからナイチンゲール自身が考える看護を実践できる看護師を選び、クリミア戦争の看護婦人団に組み入れた。

聖ヨハネ看護修女会、メアリー・ジョーンズの功績

聖ヨハネ看護修女会とキングス・カレッジ病院

一八四八年に、イングランド国教会の聖ヨハネ看護修女会★8・9（the Sisterhood of St John the

Evangelist / St John's House）が発足した。この会は上流階級の婦人中心の看護奉仕団であった。会員は「シスター」と称されたが、その「シスター」はカトリック修道院のような誓願式や持参金制度などがなく、厳格な規則に縛られることもなかった。信仰と博愛精神をもって貧しい病人に看護を行う、いわゆる慈善の志を共にする会員組織であった。それはまさに聖ヨハネ福音書の恵みと真理とに満ちた〈神〉の栄光を証するにふさわしいものであった。

ロンドン・キングス・カレッジ医学部の解剖学教授ベントリー・トッド[★10]は、医療の近代化をはかるために、一八四八年、眼科医としても有名だった外科医ウィリアム・ボーマンや他の数名の内科医の協力を得て、キングス・カレッジ病院に、聖ヨハネ看護修女会と密接に連携して、近代的医療の進歩に対応できるような看護師および病院管理者を養成する教育機関「病院と家庭、そして貧しい人びとのための看護師訓練学校（Training Institution for Nurses for Hospitals, Families and the Poor）」を創設した。

一八五三年一一月、聖ヨハネ看護修女会の二代目レディ[★11]管理者（Lady Superintendent）に

★7　ナイチンゲールは、「看護師は自分の仕事に〈知〉〈技〉〈心〉の三重の関心をもたなければならない」と述べている。詳細は『ナイチンゲールと「三重の関心」：病をいやす看護、健康をまもる看護』（日本看護協会出版会、二〇二〇）を参照。

★8　イングランド国教会初の女性会員による看護奉仕団 the Sisterhood of St John the Evangelist / St John's House は日本語の定訳がなく、カタカナで「セント・ジョンズ・ハウス」と記されることもあるが、本書では聖ヨハネ会の女性による看護奉仕団という意味で「聖ヨハネ看護修女会」とする。

★9　イングランド国教会の女子の修道会は「修女会」という。

★10　38頁の欄外を参照。

なったメアリー・ジョーンズは、キングス・カレッジ病院の看護師訓練学校から近代的医療の進歩に適った看護師と病院管理者の輩出を目指した。

そして、聖ヨハネ看護修女会は一八五六年にキングス・カレッジ病院の病院管理を任され、一八六六年にはチャリング・クロス病院、一八六七年にはノッティンガムの子ども病院の運営にあたった。近代的な科学的医療の発展に貢献するように病院の衛生環境を管理し、病棟看護師を配して患者の回復に必要な環境づくりを行った。シオバン・ネルソンは著書『黙して、励め』[1]の中で、聖ヨハネ看護修女会は「専門職と信仰、博愛精神という目的を一度に果たすことができた」と高く評価している。

イングランド国教会と聖ヨハネ看護修女会との軋轢

聖ヨハネ看護修女会は設立当初から、イングランド国教会の男性評議員に運営実権を握られていた。病院が拡張され、有名な外科医を迎えて手術を行うようになると、彼らの運営方針は聖ヨハネ看護修女会に対して次第に押圧的になっていった。しかも、看護師志望の若い女性が大幅に増え、病院の都合にあった看護師を容易に獲得できるようになっていた。

病院側は医師の治療行為を一方的に優先させ、聖ヨハネ看護修女会の意見は無視するようになっていった。その結果、看護師は過重労働に陥ってしまうことがたびたびあった。

そうした医師の都合を中心に病院の運営がなされるようになり、国教会評議員と聖ヨハネ看護修女会との間に軋轢が生じるようになっていった。その軋轢はマスコミにも取り上げられた。しかも、男性上位の社会的偏見は根強く、看護師の仕事は非常に低くみられていた。しかし、教養があり、誇りもあったメアリー・ジョーンズは安易な妥協をしなかった。そのため、社会を敵に回す羽目になってしまったのである。

メアリー・ジョーンズは聖ヨハネ看護修女会の会憲を曲げることはできず、一八六八年に一部の修道女を連れて修女会を離脱した。そして、彼女は、キングス・カレッジ病院やチャリング・クロス病院での活躍の場を失うことになってしまった。看護師の統率と病院運営は、医師と国教会の病院運営権者の手中に収まってしまったのである。

しかしながら、聖ヨハネ看護修女会そのものはその後も存続した。一方、メアリー・ジョーンズと仲間は「聖マリアと聖ヨハネ修女会」を創設し、主体的な看護活動の場を、病院を離れて、他のホスピスや様々な慈善施設へと移していった。その後、その活動の場は国際的な需要に応えるまでに広がった。メアリー・ジョーンズの妥協しない強い生き方は、ナイチンゲールに大きな影響を及ぼした。

一八五四年秋にコレラがロンドンで流行した際、メアリー・ジョーンズはミドルセックス病院に看護の応援に行き、ナイチンゲールに出会っていた。それ以来、二人の間に友情が芽生え、文通が続いた。よき先輩に力づけられて、ナイチンゲールは一八七二年、ビッグベンをテムズ川対岸に臨む新しい聖トマス病院に、新たな決意をもって看護師養成学校を再建し

★11 教養、礼儀作法、他者への配慮などを身に備えた上流階級の女性を指す。男性のジェントルマンに対応。

たのである。二人の友情は、一八八七年にメアリー・ジョーンズが没するまで続いた。

カトリック修道女メアリー・ムーアとの出会い

バーモンジー女子修道院の開設

貧しい病人の救済活動に励んだのは、プロテスタント系の看護奉仕団体ばかりでなかった。一八二九年、イギリスで約三百年にわたって禁止されてきたカトリック教会が解禁された。もともとアイルランドでは、カトリック教徒が九割近くを占めていたので、ただちにダブリンに「慈悲の聖母童貞会（the Sisters of Mercy）」という女子修道院が創建された。

そして、「慈悲の聖母童貞会」は、一八三八年、アイルランドからの移住者が多く住むロンドンのバーモンジー地域に「バーモンジー女子修道院（the Convent of Mercy in Bermondsey）」を開設した。その初代修道院長メアリー・ムーアは、アイルランド女子修道院の会憲を護り、「労働への愛」を掲げた。彼女は祈りと苦行よりも、病院などに慈善奉仕活動、すなわち労働の場を求める一方、託児所や身体障がい者施設のほか、ホームレスのための夜間宿泊所などを設立した。さらに貧しい病人の家に修道女を送り、看護活動に励ませたのである。

クリミア戦争と看護婦人団

ナイチンゲールがメアリー・ムーアと信頼関係を築いたのは、クリミア戦争のときであった。

一八五四年、ナイチンゲールは陸軍戦時大臣シドニー・ハーバートからクリミア戦争の看護婦人団長に任命された。その際、彼女は看護婦人団のメンバーにノーウッド身体障がい者施設を含めた十人のカトリック修道女を選抜した。その数は全三十八人中十人という比率の高さであった。そのことについて、イギリス国内ではプロテスタントとカトリックを問わず、賛否両論がわき上がった。

メアリー・ムーアが率いるカトリック修道女の看護師としての資質の良さを知っていたナイチンゲール

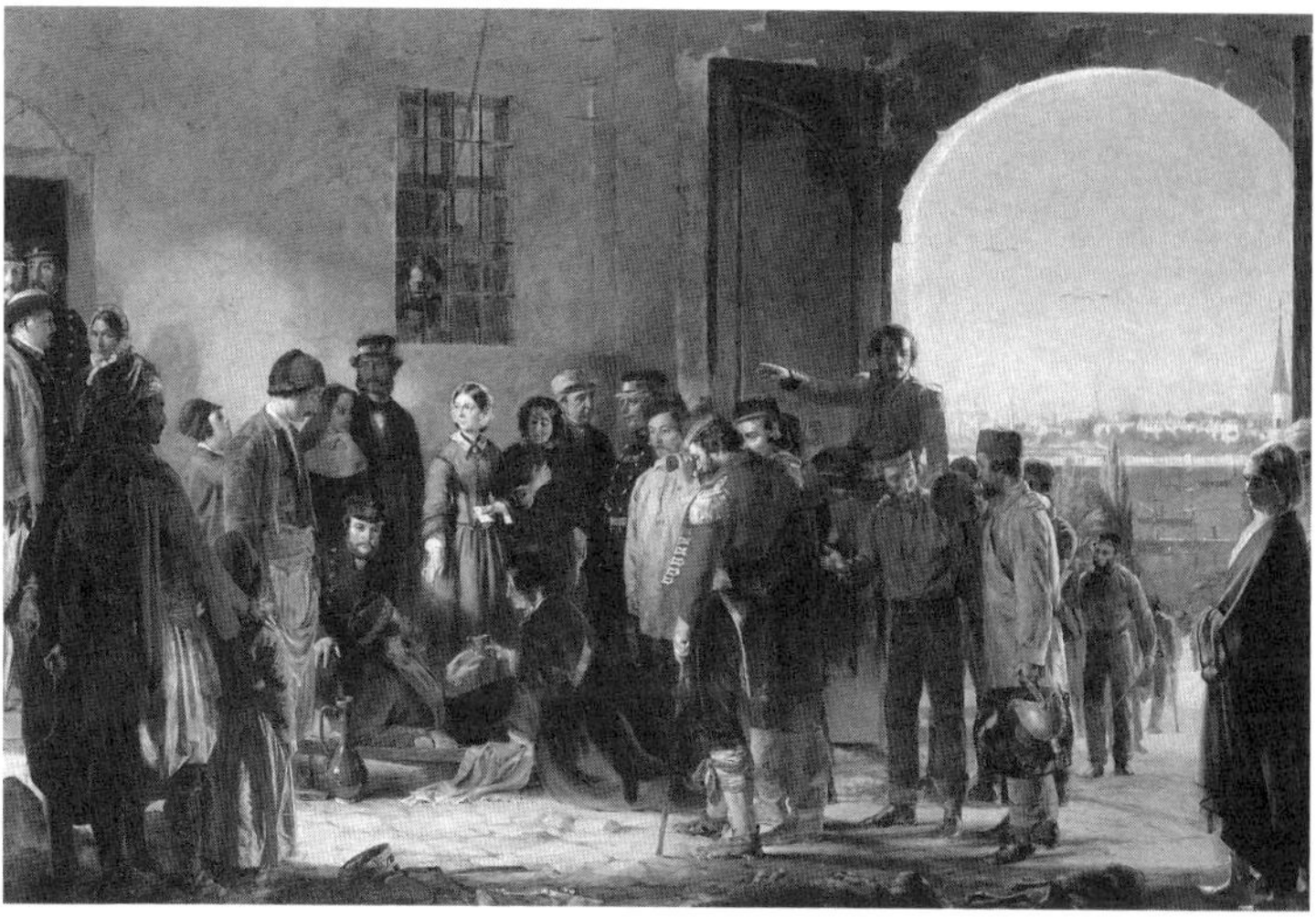

図1 ジェリー・バレット「慈悲の使命：スクタリで負傷者を受け入れるフローレンス・ナイチンゲール」
ナイチンゲールの向かって左の尼僧がメアリー・ムーア。
(The Mission of Mercy: Florence Nightingale Receiving the Wounded at Scutari / the National Portrait Gallery, London)

はダブリンへ自ら赴き、アイルランド管区の枢機卿に直接会った。そのとき、彼女は、アイルランドが一八四五年から五年間続いたジャガイモ大飢饉からまだ完全には立ち直っていないこと、そしてアイルランドの貧しいカトリック信者の若者が大勢イギリス軍に入隊していることを知っていた。そうしたアイルランド独自の社会事情をふまえて枢機卿と会談し、カトリック修道女の派遣の許可を得ることができたのである。

また一方、イングランドやウェールズには、カトリック信者であることが表沙汰になることを恐れ、解禁されるまで信仰を封印していた旧貴族階級がいた。彼らは喜んでナイチンゲールに賛同した。さらにイングランド国教会の中でカトリックの流れを汲む高教会（ハイ・チャーチ）派★12からも賛同を得ることができた。

看護婦人団の一員としてナイチンゲールの配下に入ったメアリー・ムーアは、祈りよりも労働を重んじるナイチンゲールの良き理解者となり、積極的な協力を惜しまなかった。また、ナイチンゲールもメアリー・ムーアを全面的に信頼し、その二人の関係は戦中、そして戦後までも続いた。

カトリックを含めたナイチンゲールの看護婦人団の働きはイギリス国内外に伝わった。看護婦人団へ新たに大勢の志願者が現れ、二か月後にはイングランド国教会ノーウィック教区の主教の妹メアリー・スタンリー★13を責任者とする四十七人（うち十五人がカトリックの修道女）からなる看護婦人団第二陣がイギリス国内で組織され、スクタリの軍事病院にやって来た。

しかし、その第二陣については、ナイチンゲールはまったく関与していなかったばかりか、その存在すら知らされていなかったのである。彼女はシドニー・ハーバートに書簡で怒りをぶつけたが、後の祭りであった。彼女は突然送られてきた新たな看護婦人団の配置先に苦労したが、問題はそれだけではなかった。与り知らぬところで選抜された婦人の中には、軍医との結婚が目的であったり、傷病兵に自分の宗派へ改宗させる役割を担っていたり、ベッドの傍らでもっぱら祈りを捧げる修道女がいたりした。さらに宗派間の対立から、今日で言うならば「いじめ」のようなトラブルさえ発生した。ナイチンゲールはそういった自己の意に即さない婦人を、宗派や社会的地位などとは関係なく、イギリス本国に送還した。

第二陣の婦人団長メアリー・スタンリーはイングランド国教会に所属していたが、ダブリンの枢機卿との間でカトリックへの改宗の話ができていた。彼女は社会的地位を利用してスクタリの軍事病院には入らずにコンスタンチノープルの街を訪れる日々を過ごしたが、あげくの果てには自分の小さな病院をもった。しかし、それは長くは続かず、結局、到着して三か月経つか経たないときにイギリスへ帰還してしまった。

スタンリーの帰還はイギリス国内で大きな話題となったが、ナイチンゲールはいっさい無

★12　イングランド国教会の高教会派は、ローマ・カトリック教会との歴史的連続性を特に強調する立場をとる。宗教改革がもたらしたプロテスタント的性格を極力否定し、教会の権威、歴史的主教制、サクラメントを重視した。

★13　慈善家で看護師。ノーウィック主教エドワード・スタンリーの娘で、イングランド国教会の熱心な信者だったが、のちにカトリックに改宗する。もともとナイチンゲールとは友人関係で、クリミア看護婦人団第一陣の派遣の際は候補者の面談を行っていた。シドニー・ハーバート夫妻とも親交があり、志願して看護婦人団第二陣の責任者となったが、戦地赴任後にナイチンゲールと衝突し、二人の間には大きな溝ができた。

視した。傷病兵のために働くことは〈神〉が自分に与えた使命であると確信していたナイチンゲールは、メアリー・ムーアに支えられて、その使命を果たすことに専念したのである。その揺るぎない強固な使命感こそが、彼女のキリスト教信仰を証するものであった。信仰が思いがけない困難な問題を乗りきる力となり、武器ともなったのである。

終戦も近い頃、ナイチンゲールはクリミア半島の戦闘最前線の病院を視察中に、正体不明の回帰性の熱病（二十世紀になってブルセラ症と判明した）に罹ってしまった。そのため帰国が遅れた彼女は、戦時中にスクタリ軍事病院で書きためた傷病兵の死亡記録や看護日誌を、先に帰国するメアリー・ムーアに託した。そして、一人帰国したナイチンゲールは、密かにバーモンジー女子修道院を訪れ、メアリー・ムーアから傷病兵の死亡記録と看護日誌を受け取った。その後、列車と徒歩でダービシャーのリー・ハースト邸へ向かい、そこでしばらく静かな日々を過ごした。

それから数か月が経った一八五六年九月、彼女はハンプシャーのイーストウェローの小さな教区教会「アンティオークの聖マーガレット教会」の礼拝に招かれ、村人の前で帰国後はじめて自分の思いを述べた。それは村人の大切な子息たちを悲惨な死から守ってあげられなかったことへの自責の念と、二度と過ちは繰り返さないという誓いであった。そして、ナイチンゲールは一人の看護師という職域を超えて、また、回帰性の熱病に苦しめられながらも、軍部の不正を告発し、ただす決意をしたのである。

変貌する近代社会と〈神〉の喪失

ナイチンゲールにとっての〈神〉と看護

「ナイチンゲールにとって〈神〉とは?」と問われると、たぶん多くの人がどう答えてよいかわからないであろう。一八七〇年代に書かれた「若い看護師見習いへ宛てた書簡」では、看護のあり方や看護師としての心構えを説くのに聖書が引用され、病院を「神の王国」にたとえている。また、看護の実践には宗教的感受性の必要性が説かれている。

なぜナイチンゲールは、それほど〈神〉にこだわっていたのだろうか? その原因は、そもそも彼女の看護への自覚が〈神〉によってもたらされたものであったからであろう。

十七歳のときにエンブリーの森で〈神〉の声を聞いた。それ以後、村へ出かけていって、貧しい病人の世話をして〈神〉の声に応えようとしたことから、彼女の看護への道は定められていたと思う。すなわち、抽象的な意味をもつ〈神〉と人間の行為である看護は、彼女の頭の中では常に一体化されていたのである。したがって、彼女にとって〈神〉とは祈りの対象ではなかった。また、彼女の〈神〉は人間の過ちに対して悔悛や罪の償いを求めるような存在でもなかった。疫病や貧困に苦しむ人びとを救済する善意に基づく行為の内に〈神〉は存在していたのである。それは、クェーカー教徒の信仰の在り方に似たものであったと考える。

一八六〇年頃、ある歴史的出来事によって、ナイチンゲールの心は揺さぶられた。フランスの実証哲学者オーギュスト・コント★14のキリスト教を全面的に否定する思想が、イギリスの労働者階級の間に浸透していたのである。

そのコントの思想とは、精神性のみを求めるキリスト教は愚かしい瞑想の宗教であり、キリスト教の歴史に貫かれているものは人類の罪と堕落の道である、と決めつけるものであった。しかもコントは、社会の主体は産業であり、労働者や資本家であると主張した。さらに、社会を有機体にたとえて、それぞれの器官はそれぞれの機能を担うことによって成り立っているのであり、機能しないものは不要であり、排除されて当然である、とも説いたのである。この有機体機能説はナイチンゲールの説とは正反対のものであった。ナイチンゲールにとってはいかなる器官も〈神〉からの授かりものであり、不要なものはなかった。

そうしたコントの思想に影響されて、人びとは労働の条件や賃金だけに関心を抱くようになって、教会や聖書のことを忘れてしまうのではないか、とナイチンゲールは危惧した。事実、看護師志望者の質に変化が現れ、生活費のために条件の良い看護職を求める女性が増えた。そして、慈善や奉仕という言葉は聞かれなくなり、代わりに生活や賃金という言葉が横行するようになったのである。

〈神〉と看護を一体化して生きてきたナイチンゲールにとって、〈神〉を喪失した看護など考えられなかった。社会の変貌は看護の危機を招いていると、彼女は痛感したのである。

ナイチンゲールが看護訓練生に求めたもの

一八七一年、聖トマス病院の移転決定を機会に、ナイチンゲールは率先して看護師養成学校の改革に乗り出した。信仰に基づく看護の精神を徹底させるべく指導者を一新し、ナイチンゲール自らがカリキュラムを作成し、その内容にまでかかわった。そして、キリスト教信仰に基づく人格形成の場でもあることを前面に掲げたのである。

学寮の寮監に副校長の職位を与え、「ホームシスター」と称して、道徳的・霊的感化力を強化した。また、ロンドンのウェストミンスター大寺院に隣接する白亜の聖マーガレット教会に看護訓練生のための特別席を設け、彼女たちを教会へと導いたのである。

しかし、ナイチンゲールが看護訓練生に求めたものは、キリスト教の教義の理解でもなく、祈りを捧げることでもなかった。貧しい病人への「愛」と「慈しみ」を忘れないようにすることであった。そして、日常生活の関心事に埋没することなく、聖書のことばから看護のあるべき道を考えてほしいと願っていたのである。この願いは何も看護訓練生に限ったものではなく、ナイチンゲールがすべての看護職者に求めていたものであったに違いない。

★14　フランスの実証哲学者で、社会学の創始者。フランス革命後の市民社会の危機を、科学を通じ、人間知性の改革によって再建することを主張した。人間の知的発展は、神学的・形而上学的・実証的の三段階をたどるものとして、社会学の体系を樹立した。コントの説はイギリスでも労働者階級に大きな影響を及ぼすようになり、労働運動が起こった。看護師にも労働者意識が根づき、病院と看護師との関係に変化が生じた。

引用文献

▼1 シオバン・ネルソン（原田裕子 訳）：黙して、励め—病院看護を拓いた看護修道女たちの19世紀、一四一頁、日本看護協会出版会、二〇〇四

参考文献

▼エドワード・クック（中村妙子 訳）：ナイティンゲール—その生涯と思想Ⅰ、時空出版、一九九三
▼エックハルト（田島照久 編訳）：エックハルト説教集、岩波書店、一九九〇
▼ブルーノ（清水純一 訳）：無限、宇宙および諸世界について、岩波書店、一九八二
▼オーギュスト・コント（霧生和夫 訳）：社会静学と社会動学．世界の名著36「コント スペンサー」、中央公論社、一九七〇
▼セシル・ウーダム・スミス（武山満智子、小南吉彦 訳）：フロレンス・ナイチンゲールの生涯（上・下）、現代社、一九八一
▼ジョゼフィン・A・ドラン（小野泰博、内尾貞子 訳）：看護・医療の歴史、誠信書房、一九七九
▼トールヴァルト（小川道雄 訳）：近代医学のあけぼの—外科医の世紀、へるす出版、二〇〇七
▼マイケル・D・カラブリアほか 編著（小林章夫 監訳）：フロレンス・ナイチンゲール 真理の探究—抜粋と注解、うぶすな書院、二〇〇五
▼モニカ・ベイリーほか（小林章夫 監訳）：ナイチンゲールとその時代、うぶすな書院、二〇〇〇
▼ザカリイ・コープ（小池明子、田村 真 訳）：ナイチンゲールと医師たち 新装復刻版、日本看護協会出版会、二〇二〇
▼フロレンス・ナイチンゲール（湯槇ますほか 編訳）：新訳 ナイチンゲール書簡集—看護婦と見習生への書簡、現代社、一九七七

［コラム］

十九世紀イギリスの宗教事情

――イングランド国教会とオックスフォード運動

平尾 真智子

平尾 真智子 ひらお・まちこ
健康科学大学看護学部教授
国立札幌病院看護学校、京都府立保健婦専門学校卒業。日本看護協会看護研修学校（看護教員養成課程）修了。日本大学通信教育部文理学部史学科卒業。日本女子大学大学院文学部教育学研究科博士課程単位取得。慈恵看護専門学校、山梨県立看護大学、東京慈恵会医科大学医学部看護学科教員を経て現職。専門は基礎看護学。看護学概論、看護理論を担当。医学史、看護史に深い関心がある。順天堂大学医学部医史学研究室研究生。博士（医学）。
主な著書：『看護史（系統看護学講座 別巻）』（共著）（医学書院）、『資料に見る日本看護教育史』（看護の科学社）、『ナイチンゲールとその時代』（共訳）（うぶすな書院）、『看護職とは何か』（共訳）（白水社、クセジュ文庫）など。

※本論稿は「ナイチンゲールによる看護改革と英国国教会」、看護歴史研究、第一巻、二九～三八頁、二〇〇二、の内容をもとに編集し、その後の新しい知見を加えて再構成したものである。

イングランドにおける宗教改革と国教会の設立

十六世紀に至るまで、イギリスはローマ・カトリック教会を信奉していた。[1]しかし、ヘンリー八世（在位一五〇九〜四七）の離婚問題に端を発して、ローマ教皇を首長とするローマ・カトリック教会から分かれて独立し、イングランド国教会を設立する。ヘンリー自身は保守的であったから、教義・礼拝様式面での変更を許さなかったが、その子エドワード六世（在位一五四七〜五三）の登位とともに、従来の主（司）教、司祭、執事（助祭）の三聖職位を保持しながらも、聖職者の妻帯、聖餐（ミサ）における両種（パンとぶどう酒）陪餐、祈祷書（一五四九年刊行）による英語での礼拝、といった改革が進められた。

教義の面では、教皇至上権の否定だけでなく、ミサにおけるキリストの臨在のカトリック的解釈（実体変化説）、煉獄、免償（赦された罪に対する現世での罪免除）などが否定された。プロテスタント諸教会とともに聖書を最終権威とし、信仰義認を盛り込んだ信仰箇条が一五五三年に出され、エリザベス朝（一五五八〜一六〇三）では「三十九箇条」としてイングランド国教会の教義的立場を表明するものとされた。

メアリー一世（在位一五五三〜五八）の時代に一時ローマ・カトリック教会に復帰したイングランド国教会は、一五五八年のエリザベス一世の登位によって、再びローマより独立した国民教会として確立した。イングランド国教会は聖書と初代教会以来の伝承に基づき、ローマにもカルヴァン[★1]のジュネーヴにも偏しない「中道的」教会であり、神の法にも理性の法にもかなった国民教会であることが強調されたのである。国教会の祈祷書と主教制を批判したピューリタン[★2]は歴史上最初の市民革命（ピューリタン革命）を達成したが、内部分裂のため国教会の復活を阻止し得ず、名誉革命[★3]後は「自由教会[★4]」を形成した。

十八世紀に入ると宗教的情熱は急速に冷却し、一世紀半に及んだ宗教上の抗争は、宗教的無関心によって終止符を打たれた。そのような状況の中で、国教会から見放された労働者や貧民に救いの手を差し伸べたのがジョン・ウェスレー[★5]であった。彼のメソジスト[★6]運動がイギリスにおける信仰復興運動に果たした功績は、十九世紀にイングランド国教会のカトリック性の再確認を主張したジョン・ヘンリー・ニューマン[★7]らのオックスフォード運動とともに後世に高く評価されている。

オックスフォード運動と国教会の分裂

イングランド国教会の改新運動

一八三〇～五〇年にオックスフォード大学の教官や研究生らが中心となって行ったイングランド国教会の改新運動は、「オックスフォード運動」と呼ばれている。イギリスでは十八世紀以来、宗教的自由主義を求める非国教会派[★8]等の動きが活発であったが、国教会内にも、

カトリックに近い高教会派[★9]や福音主義的な低教会派[★10]に対して、自由主義的・個人主義的宗教

★1 Jean Calvin（1509-64）宗教改革初期の指導者、神学者。厳格な聖書主義に基づき、神の絶対的権威を主張して予定説を唱えた。プロテスタントであることを宣言し、ジュネーヴの市政をプロテスタント信仰に基づく理念で推し進めた。カルヴァンの追随者は、イギリスではピューリタンと呼ばれた。

★2 十六世紀後半にイングランド国教会の信仰と慣行に反対し、宗教改革を主張したプロテスタント（カルヴァン派）諸教派の総称。市民革命の担い手となった。清教徒ともいう。

★3 一六八八〜八九年に行われた市民革命。流血を伴ったピューリタン革命に対して、無血革命であったことからこの名がある。チャールズ二世・ジェームズ二世の専制政治に苦しんだ議会が結束し、ジェームズ二世の娘メアリー二世とその夫・オランダ総督オラニエ公ウィレムを王位に迎え、立憲君主制の基礎を固めた。

★4 国家によって維持される国教会から離れて自立している教会。バプティスト、メソジスト、長老派、クェーカー派などがあげられる。

★5 John Wesley（1703-91）イングランド国教会の司祭だったが、福音主義運動に由来するメソジスト（信仰覚醒運動）を興した。

★6 十八世紀半ばにウェスレー兄弟らが始めたイングランド国教会内の信仰覚醒運動。ウェスレーの死後の一七九五年に国教会から分立し、プロテスタントの教派となった。一七六〇年代にアメリカにもたらされると中産階級に浸透し、最大のプロテスタント教派となり、その後、全世界に広がった。

★7 John Henry Newman（1801-90）イングランド国教会の司祭だったが、高教会思想に近づき、国教会を俗権の支配から守ろうとするオックスフォード運動に参加、指導者となった。しかし次第に国教会の立場に疑問をもつようになり、カトリックに改宗、のちに枢機卿となった。

★8 一般にはイングランド国教会に所属しない人びと、または国教会を離脱した人びとを意味するが、事実上、ピューリタンに起源をもつプロテスタントの非国教会派を指している。主な宗派として、長老派、バプティスト、メソジスト、クェーカー、組合派などがあげられる。

★9 教会の権威、典礼を重んじる立場で、主教制度についてもその使徒的伝承を認めた。十七世紀の非国教徒弾圧では、絶対主義政策の擁護者としての役割を果たした。十八世紀後半に現れた低教会派と対比されるのは、彼らがカトリック信仰の歴史的伝承を主張し、のちのオックスフォード運動やアングロ・カトリシズムにつながるところがあった点である。

観をもつ広教会派[★11]が台頭し、宗教的権威と伝統的教義に懐疑をもつ者が出てきた。

一八二九年のカトリック教徒解放法に続く自由主義的改革の一環として、一八三三年にグレー内閣がアイルランド国教会主教区を廃止したとき、かねて国教会の俗化・形骸化に不満をもっていたジョン・キーブル[★12]は「国民的背教」と題する説教を行い、教会の国家権力からの独立と、国教会の神聖な伝統擁護を主張した。それは、長年、政府の保護の下で特権的地位に甘んじていたイングランド国教会を批判するとともに、非国教会主義や自由主義に対抗して国教会の権威回復をはかるため、初代教会の教理や慣行をむしろその真髄として取り入れ、カトリック的な教会になることを主張したものだった。

『時局小冊子』での主張[▼2]

キーブルやニューマンらは積極的にその主張を訴えるべきだとして、『時局小冊子《トラクト》（Tracts for the Times）』の刊行に踏みきった。『時局小冊子』第一号で主張されたのが「使徒の継承者（apostolical descent）」である。キリストによって与えられた使徒の権威は後継者によって継承されていく。よって使徒の継承者である聖職者は他の聖職者を叙任することができるとし、教会による正式な叙任を重視した。国教会の中では、福音主義者（低教会派）がサクラメント（秘蹟[★13]）よりも説教を重視するのに対し、オックスフォード運動は説教よりもサクラメントを重視した。

ここで問題となってくるのは、「使徒の継承者」はローマ・カトリック教会の主張で、そこから分離したイングランド国教会がなお同じ主張を掲げ得るのかということであった。ニューマンらははじめ、ローマ・カトリック教会とは異なった意味でカトリック的(普遍的)な教会という理念を掲げ、腐敗したローマ・カトリック教会と分離主義的諸教派との「中道」としてのイングランド国教会を支持する立場をとっていたが、ニューマン自身は次第にローマ・カトリック教会へ接近していった。一八四一年に刊行された『時局小冊子』第九十号の「三十九箇条の若干の部分についての見解」において、彼は「国教会の教義はローマ・カトリック教会のそれと矛盾するものではない」と主張し、「ローマは友人であり、プロテスタンティズムは敵である」と言いきった。この第九十号は国教会の内部に激しい反対を引き起こし、オックスフォード主教は『時局小冊子』の続刊を禁止した。ニューマンは聖職を辞して引退し、一八四五年に正式にローマ・カトリック教会に改宗するに至った。

★10 イングランド国教会で高教会派に対抗した立場。主教制度、聖職の権威、秘蹟(サクラメント)の恩寵、教会組織等を低くみる立場で、礼拝よりも福音的な活動を重んじた。十九世紀にオックスフォード運動などにより高教会派が宗教改革以前の神学や祭祀の重視に傾いていくと、むしろ非国教会派に近い立場をとるようになった。

★11 オックスフォード運動により激化したイングランド国教会の高教会派と低教会派の抗争を嫌悪し、双方の立場を退け「三十九箇条の信仰告白」を含む教会の教義的立場をできるだけ広義に、また自由に解釈することを提唱した立場をいう。その主張は『小論と評論』(一八六〇)によって打ち出されたが、今日では常識的と判断され得る見解が十年にも及ぶ大論争を引き起こした。

★12 John Keble (1792-1866) イングランド国教会の司祭で、オックスフォード大学詩学講座の担当教授。オックスフォード運動の指導者の一人。

★13 人を聖化するための儀礼的しるし。

イングランド国教会の分裂▼3

この第九十号事件のときに二年間の説教禁止という処分を受けたオックスフォード大学の青年教師エドワード・ピュージー★14は、国教会にとどまった（図1）。彼は国教会高教会派に属し、教会儀式の強化と、運動の学外社会生活への拡大を行った。ピュージーが率いるオックスフォード運動への共鳴者は「ピュージー主義者」と呼ばれた。

一八五〇年に起こったゴラム事件★15の結果、国教会からローマ・カトリック教会へ改宗する者が多くなり、一八五〇年代前半は国教会から、とりわけ高教会派からローマ・カトリック教会へ改宗する事

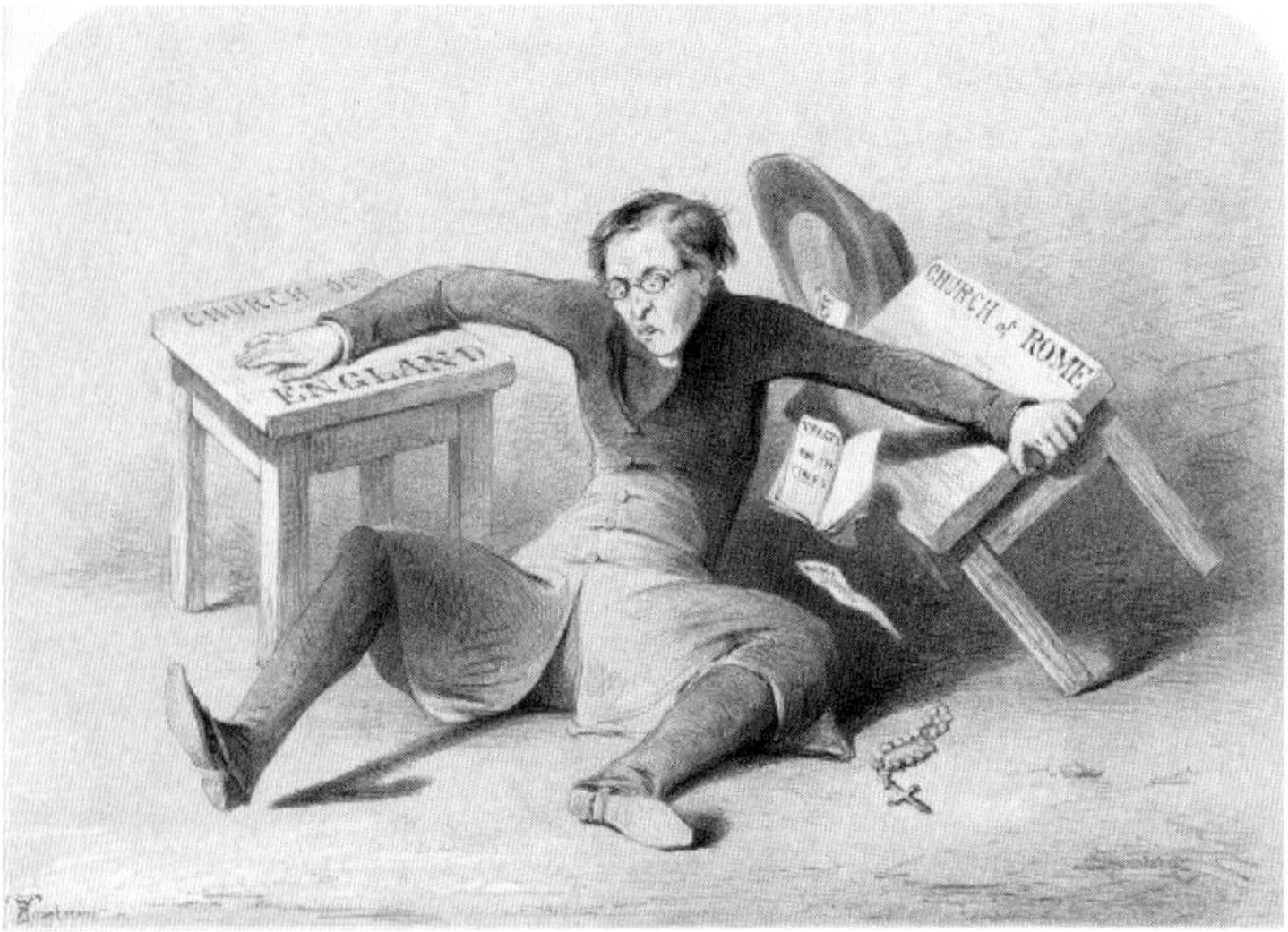

図1　片手をイングランド国教会のスツールに、もう一方の手をローマ・カトリック教会のスツールにかけて尻餅をついているピュージーの戯画
（"Edward Bouverie Pusey: Between two stools you come the ground" by 'Touchstone' / the National Portrait Gallery, London）

態への警戒心が強く存在していた。▼4 このとき、ピュージーはむしろ改宗を引きとめる側にまわった。しかしピュージーも、女子修道会（修女会）の設立に尽力するなどカトリック的傾向をかなり強くもっていた。

オックスフォード運動は、このような国教会派とローマ・カトリック派との分裂によって終わりを告げた。

★14 Edward Bouverie Pusey（1800-82）イギリスの神学者。オックスフォード運動でニューマンが退いた後に運動を指導し、典礼回復運動や社会奉仕活動を精力的に展開した。またイングランド国教会における修道生活の復活をはかり、イングランド国教会系修女会の設立に助力した。

★15 一八五〇年にG・C・ゴラムという主教が教理上の理由で司牧者就任を拒否され、枢密院へ提訴して勝訴したことに関して、世俗権の教理への介入であるとして高教会派の多くの人びとが国教会を去り、ローマ・カトリック教会に改宗した（引用文献▼3）。

引用文献

▼1 浜林正夫：第5章 宗教改革．イングランド宗教史，九二〜一三二頁，大月書店，一九八七
※イギリス教会全体の歴史に関しては，J・R・H・ムアマン（八代 崇ほか 訳）：イギリス教会史，四八六頁，聖公会出版，一九九一を参照。

▼2 浜林正夫：第7章 産業革命と宗教．前掲書1，二一四〜二一五頁

▼3 前掲書1，二一五頁

▼4 日野秀逸：第3章 ナイチンゲールの仕事とクリミア戦争．フロレンス・ナイチンゲール―「クリミアの天使」をめぐる時代と政治 上巻，一八九頁，労働旬報社，一九九〇

イングランド国教会の特徴

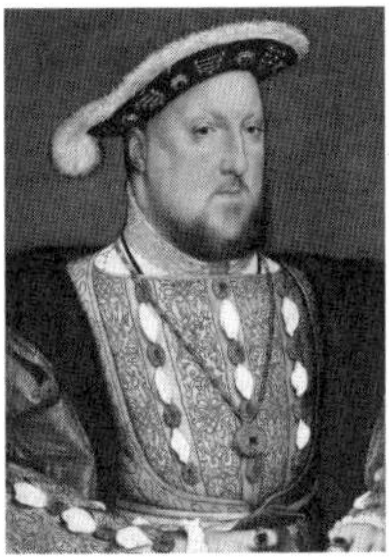

ヘンリー8世

- ► ヘンリー 8 世の離婚問題に端を発し、ローマ・カトリック教会から独立。首長はイングランド国王。
- ► カトリックにもプロテスタントにも偏しない「中道的」教会。
- ► 使徒伝承に基づく三聖職（主教、司祭、執事）制度、洗礼と聖餐
- ► イングランド国教会の信仰基盤：聖書、一般祈祷書、初代教会が作成した二信条（ニカイア、使徒）、39 箇条（聖公会大綱）*

＊ 1563 年にエリザベス 1 世が「39 箇条（聖公会大綱）」を制定→イングランド国教会の教義的立場を表明

イングランド国教会の三大傾向

► 高教会派（ハイ・チャーチ high church / トラクタリアン tractarians、アングロ・カトリック anglo-catholicism）

特徴：ローマ・カトリック教会との歴史的連続性を特に強調する立場をとる。宗教改革がもたらしたプロテスタント的性格を極力否定し、「教会の権威」「歴史的信条」「サクラメント」「主教制の使徒的伝承」を重視する。1830 年代のオックスフォード運動につながった。

主要人物：キーブル（→ p.28）、ニューマン（→ p.26）、ピュージー（→ p.30）

► 低教会派（ロー・チャーチ low church / エヴァンジェリカル evangelical）

特徴：主教制度、聖職の権威、サクラメント、教会組織等を低く見る立場で、礼拝よりも福音的な活動を重視し、プロテスタント傾向が強い。宗教改革の二大原理「聖書のみ」「信仰のみ」の立場に立ち、典礼よりも個人の回心と聖化を強調する。

主要人物：ウェスレー（→ p.26）

► 広教会派（ブロード・チャーチ broad church / ラショナリズム rationalism、リベラル・アングリカニズム liberal-anglicanism）

特徴：オックスフォード運動により激化した高教会派と低教会派の抗争を嫌い、双方の立場を退け、「39 箇条の信仰告白」を含む教会の教義的立場をできるだけ広義に、自由に解釈することを提唱した。

主要人物：アーノルド（→ p.65）、モーリス（→ p.36）、ブンゼン（→ p.47）、ジョウェット（→ p.83）

［コラム］

聖ヨハネ看護修女会の奉仕活動

平尾 真智子

平尾　真智子　ひらお・まちこ
執筆者紹介は24頁を参照。

※本論稿は「ナイチンゲールによる看護改革と英国国教会」、看護歴史研究、第一巻、二九〜三八頁、二〇〇二、の内容をもとに編集し、その後の新しい知見を加えて再構成したものである。

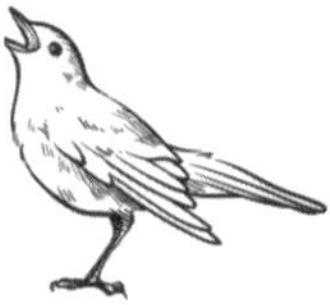

イングランド国教会と看護修女会[★1]

十六世紀の宗教改革でイギリスの修道院はすべて解散させられたが、十九世紀前半〜半ば、オックスフォード運動[★2]によりイングランド国教会の修道院として復活し[▼1]、また貧しい病人の看護に貢献するために多くの国教会高教会派修女会[★3]が創設された。例をあげると、プリシラ・セロン[★4]とエクセター主教は、イギリス南西部の港湾都市プリマスでコレラ患者の看護にあたった。聖ヨハネ看護修女会[★5]（the Sisterhood of St John Evangelist / St John's House）は一八四八年に創立された修女会で、オックスフォード運動の色彩を帯びていた。

これらの修女会では、ある種の職業において、外部組織と契約して労働を提供する独身女性を容認していた。看護サービスもその一つで、固定額制で市中の病院に看護師の派遣を行なっており、一八六四年までに二十六の異なる修女会が病院に看護師を派遣していた[▼2]。

★1 イングランド国教会の女子の修道会は「修女会」という。
★2 詳細は26頁を参照。
★3 27頁★9を参照。
★4 52頁の欄外を参照。
★5 イングランド国教会初の女性会員による看護奉仕団 the Sisterhood of St John the Evangelist / St John's House は日本語の定訳がなく、カタカナで「セント・ジョンズ・ハウス」と記されることもあるが、本書では聖ヨハネ会の女性による看護奉仕団という意味で「聖ヨハネ看護修女会」とする。

聖ヨハネ看護修女会の創設

設立の経緯と組織の特徴[▼3]

聖ヨハネ看護修女会は高教会派の他の修女会とは異なる性質をもっていた。それは、大陸のプロテスタントのディーコネスの修道会、特にカイザースヴェルト・ディーコネス学園にヒントを得て設立されたものだからである。

標準的な看護の確立のために看護師訓練の現実的な改良を行ったのは、キングス・カレッジ病院医学校の解剖学・生理学教授ロバート・ベントリー・トッドであった。一八四七年、彼は友人のロンドン主教ブロムフィールドに、イングランド国教会の保護下で看護師として病院で訓練を受ける女性の養成計画について相談した。彼は救貧院委員で、イングランド国教会の教務委員会の一員であった。トッドはキリスト教の原理に基づき女性と労働者階級のための教育に献身し、一八四七〜四八年、新しい看護師訓練学校設置のための臨時の委員として広教会派[★6]の教会員を採用した。委員会のメンバーには、外科医のウィリアム・ボーマン、詩人ワーズワースの甥でイングランド国教会の主教クリストファー・ワーズワーズ、キリスト教社会主義者のフレデリック・デニソン・モーリスなどがいた。ワーズワースの義理の妹のエリザベス・フレアが、聖ヨハネ看護修女会の初代レディ[★7]管理者（Lady Superintendent）となった。

トッドとブロムフィールドの計画した看護師訓練学校は、伝道者聖ヨハネ（セント・ジョン）の教区にあったため「伝道者聖ヨハネ看護修女会（the Sisterhood of St John Evangelist）」と名づけられ、「聖ヨハネの家（St John's House）」と略称で呼ばれた。公式の名称は「病院と家庭、そして貧しい人びとのための看護師訓練学校（Training Institution for Nurses for Hospitals, Families and the Poor）」である。

設立の目的は、一八四八年七月の開校礼拝にあたり次のように説明されている。「イングランド国教会の教会員であり、貧しい病人のための看護師および訪問者として働くにふさわしい能力を身につける指導を受け、訓練をやりとおすべき婦人たちを地域社会に備えおきたいという目的のもとに、法人組織または学校方式の団体を設立する運びとなった。この学校は、どこかの病院あるいはいくつかの病院と提携する予定であり、訓練中の婦人やすでに教育を受けた婦人は、そこで自分たちの仕事を練習したり、経験を積んだりする機会をもてるであろう。絶対的に必要なのは（中略）ここに企てている学校は宗教的性格のものでなければならず、またこれに関連する者全員は自分たちの着手する仕事は信仰活動であると考えねばならない、ということである」。このことから、聖ヨハネ看護修女会は本質的に宗教的な施設で、医学的な改良よりも精神面を重視していたことがうかがえる。

聖ヨハネ看護修女会は、見習生や実務経験を積みたい看護師に病院での系統的な訓練を行

★6　29頁★11を参照。
★7　13頁★11を参照。

うことを強調していた。また、看護業務に従事する看護師を外部の病院に派遣した最初の修女会であった。パートタイムで働くことも可能だった。

聖ヨハネ看護修女会に入会するためは、キリスト教の源泉である慈善に献身する十分な自由意志を有していれば、誓願も清貧の誓いも、修道会への服従も必要なく、ただ自身の良心のみに従えばよかった。修女会入会に際しての持参金は禁止されており、修道院への定住も求められず、既婚でも独身でもよかった。

組織構成

聖ヨハネ看護修女会は、名目上はイングランド国教会のロンドン主教の庇護を受けていた。組織の役員は、最高責任者（Master）の牧師とレディ管理者（Lady Superintendent）、および二

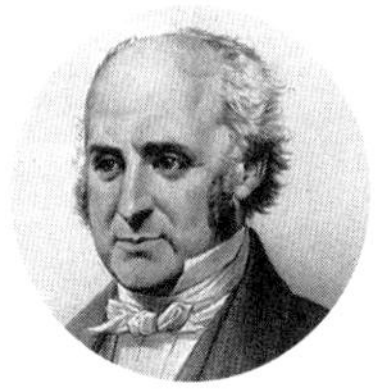

ロバート・ベントリー・トッド
Robert Bentley Todd, 1809-60

生理学者、医師。アイルランド のダブリン生まれ。トリニティ・カレッジで初期研修を受けた後、ロンドンに移る。オックスフォード大学ペンブローク・カレッジで学び、1836年にキングス・カレッジ病院医学校の解剖学・生理学教授に任命された。医学教育、特に看護学の改革に尽力し、聖ヨハネ看護修女会の設立に貢献した。またキングス・カレッジ病院の医療改革においても重要な役割を果たし、晩年まで同病院の臨床講師を務めた。

人の医師で構成されていた。最高責任者の下にレディ管理者が位置づけられたのは、聖パウロの禁止令★8に従ったからであった。

この会では、上流・中流階級の婦人会員である無給の「シスター」と有給の（経験を有する）看護師が看護奉仕を行っていた。レディ管理者とシスターは、病院内で看護サービスを提供し、医師と共に働いたが、医師の指揮下にはなかった。

聖ヨハネ看護修女会は、上流・中流階級のシスターには職歴を、労働者階級の看護師には基礎的な職業を提供した。また、当時の人びとに看護師は「専門職業人」だという概念を与えたことも特筆すべき点だろう。

聖ヨハネ看護修女会の活躍▼4

外部病院との看護提携

一八五六年二月、聖ヨハネ看護修女会はキングス・カレッジ病院と提携し、看護サービスを担う契約を交わした。三月、レディ管理者のメアリー・ジョーンズと三人のシスター、九

★8 新約聖書に収められている聖パウロの書簡「コリントの信徒への手紙」第一コリント十四章に、「婦人たちは、教会では黙っていなさい。婦人たちには語ることが許されていません。（中略）婦人たちは従う者でありなさい。何か知りたいことがあったら、家で自分の夫に聞きなさい。婦人にとって教会の中で発言するのは、恥ずべきことです」（新共同訳、日本聖書協会）と記されている。

人の看護師、五人の見習生がキングス・カレッジ病院を担当するようになった。また翌年には、キングス・カレッジ病院で正規の看護訓練が開始され、聖ヨハネ看護修女会のすべての見習生がここで教育を受けた。

このキングス・カレッジ病院との新しい関係は大成功を収めた。やがてこのシステムは、ロンドンのチャリング・クロス病院やレスター、ノッティンガム、パリなどの病院にも広がっていった。聖ヨハネ看護修女会方式は、近代看護に移行するにあたってのロールモデル的な役割を果したと考えられる。

クリミア看護婦人団への派遣

一八五四年一〇月、クリミア戦争におけるフランス軍の看護体制の優秀さとイギリス軍のそれの貧弱さを告げ、イギリスも戦地に優秀な看護団を派遣するべきとする記事や投書が「タイムズ」紙に次々と掲載された。それを見た聖ヨハネ看護修女会の最高責任者シェファード師は、看護修女会の看護師をスクタリへ派遣することを提案し、ロンドン主教を通じて戦時大臣シドニー・ハーバートに伝えた。ハーバートは、すでにスクタリ看護婦人団の指揮官になることが決まっていたナイチンゲールの指揮下に入ることを承知するならば、という条件を出し、聖ヨハネ看護修女会はこれを認めた。

そして、クリミア看護婦人団第一陣の三十八人中、六人が聖ヨハネ看護修女会から派遣されたのである。

聖ヨハネ看護修女会のその後[3]

メアリー・ジョーンズの脱退

メアリー・ジョーンズがレディ管理者だった時代に、聖ヨハネ看護修女会は大きく成長を遂げ、二百人以上の看護師を雇用するようになった。キングス・カレッジ病院における聖ヨハネ看護修女会の秩序だった品位のある病院管理は評判になり、ヨーロッパ中から視察の団体が訪れた。

しかし組織内では、メアリー・ジョーンズと最高責任者のシェファード師との間に、宗教上の教育と看護に関する教育の主導権の対立がたびたび発生していた。また、高教会派の教義に傾倒しすぎるメアリー・ジョーンズの姿勢は、組織内に別の不和をもたらした。彼女とシスターたちは高教会派の教義を実践に導入し、聖ヨハネ看護修女会の見習生たちに信仰告白を強制し始めた。彼女らは自分たちの看護活動の自治権を求めるとともに、社会に対しても自己規律を要求した。

メアリー・ジョーンズは、看護の長であると同時に、自らが宗教上の指導者となるための新しい計画を考えた。この計画自体は、いくつかの修女会では女子修道院長制度をとっていたことから、あながち無謀な試みとはいえない。しかしながら、祭壇を設けてサクラメント[9]を公開するという提案は賢明ではなく[10]、理事たちやロンドン主教のテイトは抵抗した。これは、イングランド国教会を看護師訓練の宗教的母体とすることからさらに遠ざけるものになった。結局、メアリー・ジョーンズは自らの修女会を形成するために、一八六八年、六人のシスターを引き連れて聖ヨハネ看護修女会を去った。

聖ヨハネ看護修女会方式の最も大きな弱点は、組織の最高の権力はレディ管理者よりも最高責任者の牧師にあることを了承した初代レディ管理者エリザベス・フレアの選択にあった。メアリー・ジョーンズは徐々に権力を得てはいたが、看護の専門職業化の鍵となる自治権を勝ち取ることはできなかったのである。

看護サービスの外注から、自院による看護師養成へ

十九世紀末になると、ほとんどすべての病院では、有能なマトロン（総看護師長）のもとで、自院スタッフによる看護が行われていた。また大部分の大病院は、自らの看護師養成学校をもつようになっていた。▼5

聖ヨハネ看護修女会の看護サービスは専門的で優れたものではあったが、病院管理側は口出しできず、また費用も高額であった（ナイチンゲール方式よりも高額だった）。病院管理者たちは、自分たちが統制できないサービスのために高いお金を支払うことを拒否し始めた。キングス・カレッジ病院の管理委員会は、委員会による看護予算および看護サービスの直接の統制を望んだが、聖ヨハネ看護修女会のシスターたちは自分たちが主導権をもつことを譲らなかった。シスターと管理者・医師との間に衝突が起き、多数の脱退者が出た。聖ヨハネ看

護修女会は一八八五年、ついにキングス・カレッジ病院から撤退した。

一八九二年、聖ヨハネ看護修女会の評議会は、「病院の一般的な感情としては、外部の組織によって統制されない、完全に自らの組織の指揮下にある、自らの看護師をもつことが望ましいと考えることは当然であろう」という声明を出した。

ヴィクトリア朝時代の看護改革における主要な革新力としての聖ヨハネ看護修女会の生命は短かった。しかし、医師トッドによる看護への貢献と、聖ヨハネ看護修女会が行った看護改革の重要性を忘れてはならない。

＊

フローレンス・ナイチンゲールは自身の看護師養成学校をつくるにあたり、ヨーロッパ中の看護師訓練の状況と、宗教的保護のもとにイギリスで生まれつつあった看護師訓練計画について調査していた。彼女は聖ヨハネ看護修女会の規則および、キングス・カレッジ病院と聖ヨハネ看護修女会との関係についても研究していた。

レディ管理者だったメアリー・ジョーンズは、ナイチンゲールの最も親しい友人の一人である。[11]ナイチンゲールはメアリー・ジョーンズに、自らの新しい学校の組織体制について相

★9　キリスト教において、神の見えない恩寵を具体的に見える様々な儀式の形で表すこと。教派によってその指し示す内容や日本語訳が異なる。聖公会（イングランド国教会）では聖奠（せいてん）と言い、イエス・キリストが制定したのは洗礼と聖餐の二つとしている。
★10　祭壇を設けてサクラメントを公開する儀式はカトリック教会が行うもので、プロテスタントのイングランド国教会では行わないものであるため。

談しており、聖ヨハネ看護修女会の看護システムの考え方を自らの学校に取り入れた。聖ヨハネ看護修女会の精神は、ナイチンゲール看護師養成学校に引き継がれたのである。

★11　メアリー・ジョーンズとナイチンゲールの交流については、本書「フローレンス・ナイチンゲールと信仰」の一項目「聖ヨハネ看護修女会、メアリー・ジョーンズの功績」（一〇～一四頁）も参照。

引用文献

▼1　浜林正夫：第7章 産業革命と宗教．イギリス宗教史、二一五頁、大月書店、一九八七
▼2　モニカ・ベイリー（平尾真智子 訳）：フロレンス・ナイチンゲールとセント・トマス病院の最初の学校創設―その神話と現実．ナイチンゲールとその時代（モニカ・ベイリーほか［小林章夫 監訳］）、四頁、うぶすな書院、二〇〇〇
▼3　Helmstader, Carol : Robert Bentry Todd, Saint John's House, and the Origins of Modern Trained Nurse, Bulletin of History of Medicine, 67 (2) : 282-319, 1993
▼4　Cartwright, F.F. : Miss Nightingale's Dearest Friend, Proceedings of the Royal Society of Medicine, 69 (3) : 169-175, 1976
▼5　北條文緒：ナイティンゲールの看護改革．女王陛下の時代（松村昌家ほか 編）、英国文化の世紀3、一六六頁、研究社出版、一九九六

クリミア看護婦人団の宗教的背景

平尾 真智子

平尾　真智子　ひらお・まちこ
執筆者紹介は24頁を参照。

※本論稿は「ナイチンゲールによる看護改革と英国国教会」、看護歴史研究、第一巻、二九〜三八頁、二〇〇二、の内容をもとに編集し、その後の新しい知見を加えて再構成したものである。

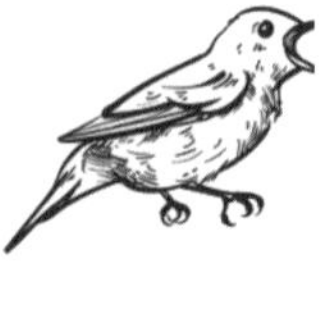

ナイチンゲールと宗教

ナイチンゲールの宗教的背景

フローレンス・ナイチンゲールの家は両親ともにプロテスタントの一派、ユニテリアン[★1]の家系であった。しかし、父ウィリアムが大叔父から財産を相続する際、大地主の義務に伴い、両親はイングランド国教会の会員になった。このことは娘たちにも多少の影響を与えたが、この段階ではフローレンスはイングランド国教会との親和の外にいた。むしろ彼女は、両親を通じて知り合ったブンゼン男爵[★2]やユリウス・フォン・モール[★3]から多大な影響を受けた。

ナイチンゲールはまた、神秘主義[★4]に引きつけられた。彼女はアビラの聖テレサ[★5]のような神秘主義者の生活を研究し、一八四八年にはローマでトリニタ・デ・モンティ女子修道院長の

★1 キリスト教の正統教義である三位一体論に反対して、神一人だけの神性を主張し、イエスの神性を否定する教派。神学思想としては、古代教会のアリウスや宗教改革時代のセルベトゥス、ソッツィーニなどによって主張されていたが、教派としては十八～十九世紀にかけてイングランドとアメリカで別々に成立した。

★2 Christian Karl Josias von Bunsen（1791-1860）ドイツの神学者、エジプト学者。プロシア大使としてイギリス在任時にナイチンゲール家と親交をもった。一八五七年に男爵位を授けられた。

★3 Julius von Mohl（1800-76）ドイツの東洋学者。妻のメアリーはパリの文芸サロンの主宰者で、夫妻共にナイチンゲールの親しい友人であった。

★4 信者と神との内密な合一体験とそれに結びつけられた教説を意味する。神秘家とは、秘儀を伝授された者、秘儀にかかわる者。

サンタ・コロンバから神の意志の受け方について教示を受けた。▼1

カトリックへの傾倒

ナイチンゲールとカトリックとの関係を示すものとして、ローマ・カトリック教会の枢機卿ヘンリー・マニング★6との交流があげられる。一八五二年、ナイチンゲールはマニングに「(イングランド国教会では) カトリックの尼僧の訓練と並ぶような訓練があるでしょうか。聖心会や聖ヴィンセント修道会が女性に対して実施している訓練のようなものは見当たりません」と手紙を書いている。また一八五二年七月の手紙では、「ダブリンのグリーンにある聖ステファン病院 (ここでは慈悲の聖母童貞会のシスターが看護をしています) に私を三か月入れてもらえないでしょうか。私はいますぐそこで雇ってもらいたいと思っています。私は黙想会に入るためにゆくのではありません。彼女たちのわざを学びたいのです。けれどもこのような条件では、推薦がなければ受け入れてもらえるとは思えません。そしてその推薦は、あなた様だけがしてくださることのできるものです」と依頼している。この計画は実現しなかったが、一八五三年二月にナイチンゲールは、マニングの助けを得て、パリの愛徳姉妹会で学ぶ許可を手にしている。▼2

また、ナイチンゲールはローマ・カトリック教会に引きつけられたときに、マニングに改宗に関する助言を求めるために手紙を書いている。それは「なぜ私はカトリック教会にすぐに入会してはならないのでしょうか。私の知るかぎりでは、これが最善の真実の形態であり、私が解くことのできないゴルディウスの結び目[★7]を切ることになりますのに」（マニング博士宛の手紙、一八五三）というものだったが、マニングはナイチンゲールが著した哲学思想書『思索への示唆[★8]』の原稿を読み、彼女はローマ・カトリック教会に入会する精神構造にはないとの決定を下した。[▼3]

ナイチンゲールの宗教的立場

『思索への示唆』はナイチンゲールの哲学思想書で、八二八頁の大作であり、一八五九年の末に私家版として六部だけ印刷された。この中で彼女は、イングランド国教会を批判している。しかし、神の存在をはっきりと確信していた。『思索への示唆』には、三位一体につ

★5 Teresia Abulensis（1515-82）スペインのカスティリア州アビラ生まれ。十九歳のときにカルメル会修道院に入るが、規律・修道精神が緩慢な修道生活に失望する。この苦しみを通して、祈りと瞑想により深い神秘体験をした。一五六二年、本来の会則に立ち返った「改革カルメル会修道院」を創立し、厳しい修道生活を始めた。この修道院改革は社会に大きな影響を及ぼし、カトリック教会改革の原動力となった。

★6 Henry Edward Manning（1808-92）イギリスの神学者。オックスフォード大学で教育を受け、オックスフォード運動に参加したが、イングランド国教会の現状に疑問をもち、一八五一年、ローマ・カトリック教会に入信。のちにウェストミンスターの助祭長となる。ナイチンゲールが彼と最初に会ったのは、一八四八年のローマ滞在中であった。

★7 誰も解決することができないと思われるような、また、思い切った手段を用いないと解決できないような困難な問題のたとえ。

★8 一九九四年に『思索への示唆』の簡約版が出版され、大部の内容の概要を知ることができるようになった。日本語訳として、マイケル・D・カラブリアほか 編著（小林章夫 監訳）：フロレンス・ナイチンゲール 真理の探究―抜粋と注解、うぶすな書院、二〇〇五、がある。

いて哲学的な言葉で語っている箇所がある。彼女は福音主義的主張にも、カトリシズムにも影響を受けている。『思索への示唆』の補章である『カサンドラ』[4・5]には、〈私は神を信じている〉という記述がある。[6]

ナイチンゲールは自身の信ずる宗教を生活のあらゆる面に適用した。キリスト教の教義を自己流に解釈した。[7]「キリストに倣《なら》うとはどういうことでしょうか？ 私たちが、やれ高教会派とか低教会派とか非国教派とか正教会派とかいって、それに入ることでしょうか？ いいえ。それは神のために生き、神を私たちの目標とすることなのです」[8]。彼女はまさに「キリストの貧しい使徒」であった。

ナイチンゲールは自身の創設したナイチンゲール看護師養成学校の見習生たちに、毎年のように励ましの書簡を送っている。その数は一八七二～一九〇〇年までに十四通が知られている。そこには旧約・新約聖書の言葉が合わせて百四十以上引用されている。[9]ナイチンゲール看護師養成学校は宗教的な施設ではないが、見習生の倫理面の教育には聖書の言葉を多く用いている。晩年の彼女の寝室には、「私だ。恐れることはない」（マタイによる福音書十四章二十七節）という聖句のリトグラフが飾られていた。[10]

神の法則と『看護覚え書き』

ナイチンゲールの著書『看護覚え書き』には、神や神の法則という言葉が出てくる。『看護覚え書き』とほぼ同時期に著された『思索への示唆』において、ナイチンゲールは、神意の表現としての普遍的法則があり、法則とは神の意思にほかならないこと、法則は正義と善の表れであること、神とは科学的な法則で宇宙を作り上げる聖なる意思のことである、と考えていた。法則の起源、科学の法則は人知を超える英知、すなわち神の意思によって生じたものであり、法則自体が全能の正義の顕現にほかならない、ととらえている。これらのことから、ナイチンゲールは当時のイギリスで勃興しつつあった科学と科学の法則を神学に結びつけてとらえていたことがわかる。[11]

クリミア戦争に派遣された看護婦人団の宗教的背景

看護婦人団員の選定における宗教的問題

クリミア戦争（一八五三〜五六）で、フランス軍はローマ・カトリック教会の修道女による看護団を派遣した[12]が、イギリス軍にはこれに相当する看護団がなかった。クリミア戦争では宗教上の問題が看護の問題に関連していた。つまり、どの宗派の看護師が傷病兵を看取るのに最もふさわしいかという問題である。

当時、イギリスはオックスフォード運動[★9]によって引き起こされた精神的ショックからまだ

★9　詳細は26頁を参照。

立ち直っておらず、一八五〇年代の反カトリック的な主張の余波も社会のいろいろな方面に及んでいた。こうした宗教的対立はクリミアにおけるナイチンゲールの仕事が開始された直後からすでに表面化しており、彼女の活動に絶えずつきまとってそれを妨害した[▼13]。

戦地での看護という点では、カトリックのほうが経験を積んでいた。クリミア戦争でもフランス軍はカトリックの看護団を派遣して一定の成果をあげ、イギリスの貧弱な看護体制を浮き出たせていた。このことも「タイムズ」紙によって報道されたため、イギリス国内の複雑な宗教問題が戦地での看護の準備にも反映したのである[▼14]。

イングランド国教会高教会派[★10]の聖ヨハネ看護修女会[★11]（セント・ジョンズ・ハウス）で看護師を指導してきたシェファード師は、一八五四年十月十三日、六人の看護師を率いてクリミアへ赴きたいと、ロンドン主教ブロムフィールドに申し出た。また同じく高教会派のプリシ

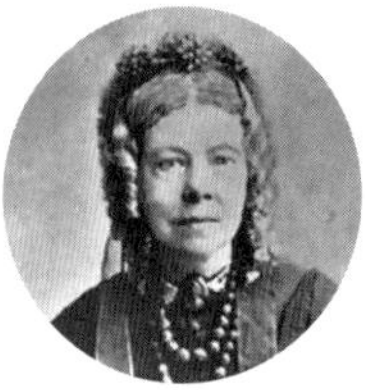

プリシラ・リディア・セロン
Priscilla Lydia Sellon,
1821-76

イングランド国教会の女性による教団、修女会の代表的人物。1848年、イングランド南西部の港湾都市プリマスに貧しい人びとのための施設――少年船員のための学校、年老いた船員のためのホーム、工業学校、安い労働者向け住宅、貧民学校、貧しい子どもたちのためのホーム、スープ接待所など――を設立した。高教会派の指導者ピュージーがこの施設の霊的助言者であった。セロンはのちに、この施設の献身的な女性らとともに「デボンポート慈悲の聖母童貞会」(the Society of the Sisters of Mercy Devonport)を結成した。

ラ・リディア・セロンは、八人の看護師を率いて戦地に赴く計画をもっていた。カトリックでは、アイルランドの慈悲の聖母童貞会修道院長メアリー・フランシス・ブリッジマンが、四十六人のメンバー（看護師二十二人、カトリック尼僧十五人、レディ九人[★12]）を十二月一日までに組織してクリミアに渡ろうと計画していた。しかし、シェファード師、セロン、ブリッジマンは、彼らがカトリックやピュージー[★13]主義者に近いという宗教的理由で排除された。[▼15]

戦時大臣シドニー・ハーバートとナイチンゲールは、第一陣としてスクタリに派遣される看護師たちが当時の主要な宗派の偏りのない代表者であることを希望した。しかし、プロテスタントの団体が尻込みしたために、第一陣の三十八人の看護師の中では、カトリック教徒と国教徒が大部分を占めることになった。あらゆる困難のうちでも宗教上のそれこそ、ナイチンゲールを最も消耗させたのである。[▼13]

ナイチンゲールがスクタリへの途上にあった一八五四年十月二十八日の「デイリーニューズ」紙に、反ピュージー派によるナイチンゲールを攻撃する投書が掲載された。「ナイチンゲールは監督下の看護師たちをもっぱら、セロンの主宰する施設とカトリックの施設から集めた」「この恐るべき事実は、スタッフの人選に働いていた派閥的な風潮を物語るものであ

★10 27頁★9を参照。
★11 詳細は10頁および「聖ヨハネ看護修女会の奉仕活動」（二三頁〜）を参照。
★12 13頁★11を参照。
★13 31頁★14を参照。

る」と投書者は論じ、福音主義者（低教会派[★14]）のマライア・フォレスターが選にもれたことを指摘した。ナイチンゲールにクリミア行きを依頼したハーバートと従軍牧師のオズボーンは彼女を弁護したが、カトリック反対派を鎮めるには至らなかった。ナイチンゲールを、「オックスフォード運動、もしくはカトリシズムを広めようと画策している者」とみる一部の人びとがいたのだった[▼13]。

ハーバートの属する国教会高教会派が八人のシスターを送ったため、驚くべきことにマニング枢機卿はバーモンジーとノーリッジ女子修道院の修道女がその一団に加わることを許可した[★15・▼16]。第一陣の三十八人の看護婦人団の内訳は、バーモンジーならびにノーリッジ女子修道院のカトリックの修道女が十人、デボンポートのセロンの施設からイングランド国教会のシスターが八人、聖ヨハネ看護修女会から看護師が六人、イギリス各地の病院から看護師が十四人であった[▼17]。

イギリスの支配者層の主流は、国教会派に属すか、カトリックから距離のあるプロテスタントの宗派に属していた。そしてナイチンゲールについては、イギリスの国家公認の宗教であるイングランド国教会の立場からみて異端の心配のない、むしろ宗教的にはプロテスタントの線に沿った、かつ宗派的な排他的熱狂に陥る恐れの少ない安全な人物とみなされていた[▼18]。

ナイチンゲール自身は「私をめぐる宗教戦争の記事が出ているが、私の宗派は〈善きサマリア人[★16]の宗派〉である」と述べている[▼13]。

看護師たちの宗教的争い

クリミアに派遣されたメアリー・スタンリー[★17]を団長とする第二陣の看護婦人団四十八人の中には、アイルランドの慈悲の聖母童貞会修道院長ブリッジマン率いる十四人のカトリックの修道女が含まれていた。ナイチンゲールはこの第二陣を分割して病院に割り振ろうとしたが、ブリッジマンは修道女たちが自分と引き離されるのは宗規上困ると反対した。「カトリックの修道女たちがローマ教皇に対して誓うべき忠誠を、代わりにプロテスタントの総婦長（ナイチンゲール）に誓うのは滑稽なことだ」と書き立てる者もいた。「カトリックの修道女がカトリックの宣伝をしている」とプロテスタントが非難すれば、カトリックはカトリックで「プロテスタントの看護師がカトリックの信者を改宗させようとしている」と攻撃するありさまだった。

牧師の一人が、「ナイチンゲール配下の看護師にソッツィーニ[★18]派を自認している人物がい

★14　29頁★10を参照。

★15　イギリスでは一八二九年にカトリック解放令が出されたが、世間にはまだカトリックに対する根強い不審や不寛容があった。そこで、クリミア看護婦人団に人材を派遣し、カトリック教徒は愛国者であることを示すことで、国民のカトリック受容の大きな後押しになることを期待した。また、イギリス軍の兵士はアイルランド出身者が三分の一を占めており、多くはカトリック信者だったため、彼らの看護を行うことはカトリック修道女の使命でもあった。

★16　困っている人に寄り添い、助けることのたとえ。新約聖書ルカによる福音書十章二十五～三十七節のイエス・キリストが語った隣人愛と永遠の命に関するたとえ話から。一一〇頁も参照。

★17　17頁★13を参照。

るから、罷免してほしい」と陸軍省に訴える事件があった。またある従軍牧師は、「看護師が病室でキーブル[★19]の『キリスト者の年』を読んでいる」と攻撃したことがあった。さらに、「長老派[★20]の看護師がまったくいないのはどういうことだ」と陸軍省にかけあった人びとがいた。様々な宗派による改宗の働きかけの試みについて、従軍牧師が陸軍省に訴えており、陸軍大臣のパンミュア卿は、看護師ならびに修道女たちによる患者改宗の試みを阻止する指令を出した[▼19]。

　第一陣で聖ヨハネ看護修女会から派遣された修道女六人がナイチンゲールと共にスクタリに着いたとき、四人がナイチンゲールの教えを受け入れることができず帰国した。スタンリーが率いた第二陣については、看護師の規律や収容施設の問題、さらにほ

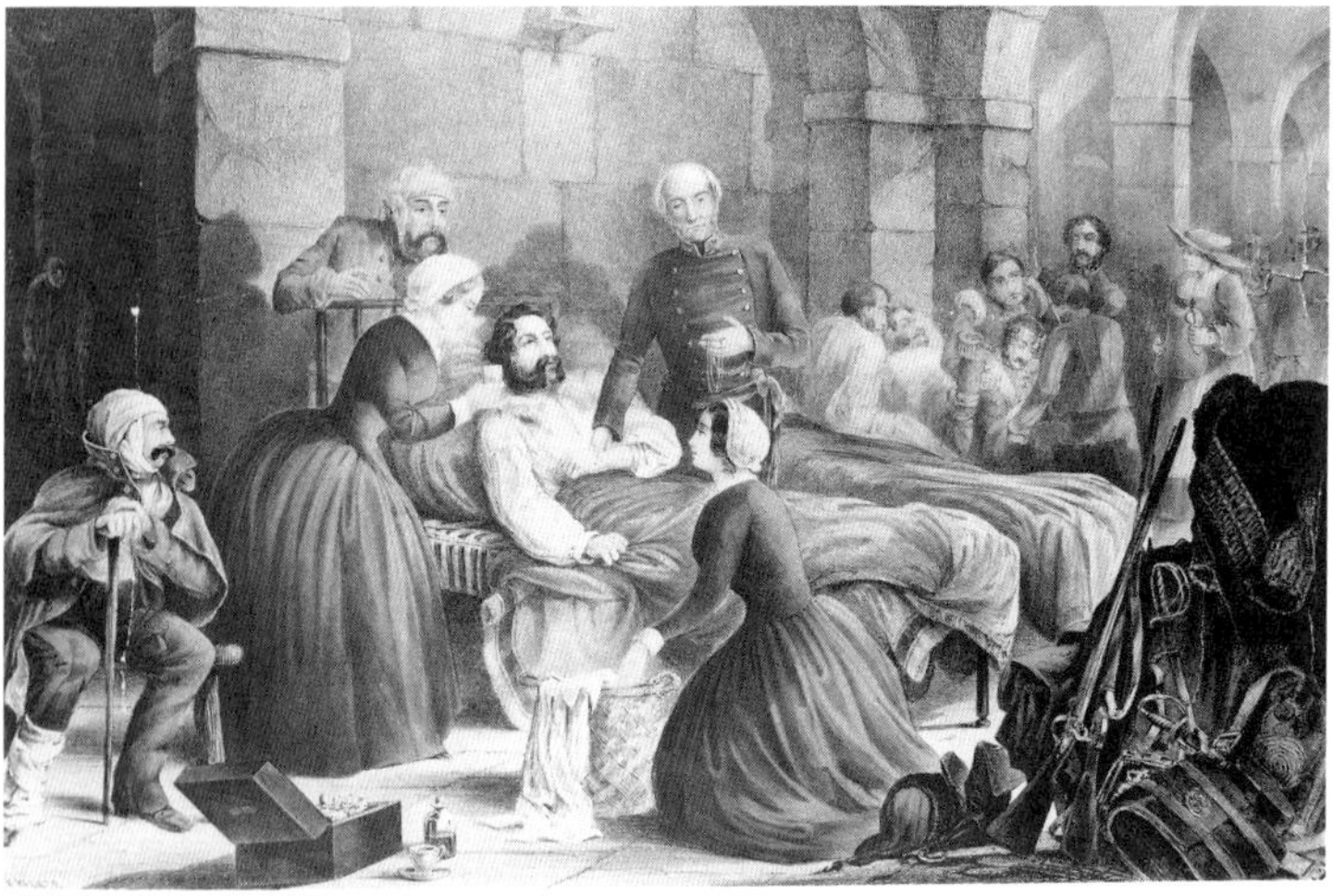

スクタリの軍病院で患者を看護するナイチンゲールと看護スタッフ
(T. Packer, 1855. Wellcome Library, London. Wellcome Images / CC BY 4.0)

とんどがカトリック教徒であるという理由から、ナイチンゲールは受け入れを拒んだ。スタンリーは国教会に属していたが、カトリック教会に転会しようとしていた。ナイチンゲールは派遣されてきた看護師たちの一部を第一陣のメンバーと交代させたり、スクタリ以外のバラクラバやクーラリの病院に派遣したりした。スタンリーは、クーラリの病院の看護師たちを数か月間監督したのちに帰国した。[20]

★18 Fausto Sozzini（1539-1604）イタリア・シエナに生まれた自由思想家。叔父レリオ・ソッツィーニの唱えた反三位一体論の後継者。その主張は、三位一体を退け、イエス・キリストの父のみを神とするだけでなく、教会と国家の結合を否定し、国家は神の制定によらず、したがって国家の起こす戦争を正しいと認めることはできない、というもの。この影響下にユニテリアンが起こった。

★19 29頁★12を参照。

★20 9頁★4を参照。

引用文献

▼1 セシル・ウーダム・スミス（武山満智子、小南吉彦 訳）：フロレンス・ナイチンゲールの生涯（上）、一〇二～一〇三頁、現代社、一九八一
▼2 ルーシー・リジリー・セーマー（小玉香津子 訳）：第6章 フロレンス・ナイチンゲールとクリミア戦争．看護の歴史、一二〇頁、医学書院、一九七八
▼3 モニカ・ベイリー 編（助川尚子 訳）：第2章 神のお告げ．ナイティンゲールのことば―その光と影、二五頁、医学書院、一九九四
▼4 フロレンス・ナイチンゲール（田村 真 訳）：カサンドラ．ナイチンゲール著作集 第三巻、二〇二～二四一頁、現代社、一九七七
▼5 フローレンス・ナイチンゲール（木村正子 訳）：カサンドラ―ヴィクトリア朝の理想的女性像への反逆、日本看

護協会出版会、二〇二一

▼6 エドワード・T・クック（中村妙子、友枝久美子 訳）：第四部 病院と看護について、第五章 宗教上の信念―『思索への示唆』．ナイティンゲール―その生涯と思想Ⅱ、二三〇頁、時空出版、一九九四

▼7 エドワード・T・クック（中村妙子、友枝久美子 訳）：第七部 晩年の業績、第二章 神秘主義の道．ナイティンゲール―その生涯と思想Ⅲ、一五二・一五七頁、時空出版、一九九四

▼8 フロレンス・ナイチンゲール（湯槇ますほか 訳）：看護婦と見習生への書簡3．ナイチンゲール著作集 第三巻、三三九頁、現代社、一九七七

▼9 前掲書8、看護婦と見習生への書簡1～14．二六三～四五四頁

▼10 ミュリエル・スキート（小玉香津子 訳）：ミュリエル・スキート 看護覚え書き―看護学と看護術、一〇三頁、日本看護協会出版会、二〇二〇

※この聖句は「カサンドラ」にもすでにみられている（前掲書4、二〇六頁）

▼11 平尾真智子：ナイチンゲール『看護覚え書』の「神の法則」の意味―ナイチンゲール看護論を真に理解するための手がかり、看護歴史研究、六：二二～三三、二〇一二

▼12 オーランド・ファイジズ（染谷徹 訳）：第9章 冬将軍．クリミア戦争（下）、白水社、二〇一五

※著者のファイジズはロンドン大学の歴史学者で、専門はロシア史

▼13 エドワード・クック（中村妙子 訳）：第二部 クリミア戦争、第八章 宗教上の問題．ナイティンゲール―その生涯と思想Ⅰ、三二六頁、時空出版、一九九三

▼14 日野秀逸：第三章 ナイチンゲールの仕事とクリミア戦争．フロレンス・ナイチンゲール―「クリミアの天使」をめぐる時代と政治 上巻、一八九頁、労働旬報社、一九九〇

▼15 前掲書14、一八七頁

▼16 モニカ・ベイリー（平尾真智子 訳）：フロレンス・ナイチンゲールとセント・トマス病院の最初の学校創設―その神話と現実．ナイチンゲールとその時代（小林章夫 監訳）、五頁、うぶすな書院、二〇〇〇

▼17 前掲書2、一二三頁

▼18 前掲書14、一九一頁

▼19 前掲書13、第二部 クリミア戦争、第八章 宗教上の問題．三三五頁

▼20 前掲書13、第二部 クリミア戦争、第四章 エキスパートとして．二五九～二六一頁

ナイチンゲールの宗教観

――神秘主義の影響とアーサー・H・クラフとのかかわりを手がかりに

佐々木　秀美

佐々木 秀美 ささき・ひでみ
広島文化学園大学看護学部 教授
二〇〇三年 明星大学大学院人文学研究科（教育学専攻）博士課程修了。二〇〇二年 呉大学（現 広島文化学園大学）看護学部成人看護学、同大学院看護学研究科 教授。
主な著書・著作：『歴史にみるわが国の看護教育—その光と影』（青山社）、『現代社会と福祉—社会福祉原論』（共著）（ふくろう出版）、「ディアコニッセ養成を原点にした看護教育における女性の社会的有用性とその精神性（Spirituality）の探求」、看護学統合研究、二二（二）：一四～三〇、二〇二〇、「フローレンス・ナイチンゲール その神秘主義的思想」、看護学統合研究、二一（二）：九～二四、二〇一九など。

フローレンス・ナイチンゲールにとって宗教はいかなるものであったのか？　筆者らはすでに「ナイチンゲールの宗教観に関する若干の考察―友人アーサー・ヒュー・クラフとの関わりを手がかりに（その1）[1]、（その2）[2]」でアーサー・ヒュー・クラフとのかかわりを通してナイチンゲールの宗教観について検証・検討を行った。ナイチンゲールは、神への信念や思想と行動を調和させ、神の存在に導かれるように宗教の教えを実践しようと願い、宗教を行動の規範としたと考えられた。宗教（religion）の語源は、再び（re）、神と結ぶこと（ligion）＝人と神とを結びつけるもの、という意味がある。つまり、ナイチンゲールにとっての宗教とは、人間を超越した神の存在に対する信念や思想を含み、その信念は、神への信仰を基本としている。それは、彼女について書かれた生涯・思想[3・4]および『カサンドラ（*Cassandra*）[5]』や自身の著作[6〜8]、看護教育草創期における教育システムや規則の類等、多くの記録物の至るところに〈神との一体感〉や〈女性を信仰に感化すべき環境下におく〉などといった記述が見受けられることからも明らかである。

ヴィクトリア朝時代のイギリスは、世界を支配し意気盛んな時代ではあったが、その裏には宗教に関する問題や思いが混沌としていた。ドイツの哲学者フレデリック・ウィルヘルム・ニーチェ（Friedrich Wilhelm Nietzsche, 1844-1900）の「神は死んだ」の表現からもうかがえるように、思想や芸術の分野での困難と苦渋は、十九世紀末の精神世界に極めて大きな衝撃を与えた。これは、現象を超越し、その背後にあるものの真の本質、存在の根本原理、存在そのものを純粋思惟により直感で探求するのではなく、時間・空間内にある個体的存在として本質を現実化していく科学時代の到来を意味した。

そうした宗教と科学が交錯する時代にあって、ナイチンゲールは、自己の人生における目的・目標を失い、精神的危機に陥った。一八四六年、友人のメアリー・エリザベス・クラーク・モール（Mary Elizabeth Clarke Mohl, 1793-1883）に宛てた手紙で「天地創造の物語を主題とする古いイタリアの絵画や、見えざる王国が見える王国と自由に交流していることを語る類の本が好きである」[9]と述べている。天界との交流ができるとされた十八世紀の科学者・神学者のイマヌエル・スウェーデンボルグは、『天界と地獄（*Heaven and Hell*）』[10]『結婚愛（*The Delights of Wisdom Pertaining to Conjugial Love*）』[11]『霊界日記（*The Spiritual Diary*）』[12]『神の愛と知恵（*The Divine Love and Wisdom*）』[13]『真のキリスト教（*True Christian Religion*）』[14]などの著作を著した神秘主義者（mysticism）である。神秘主義とは、絶対者と自己との合一体験であり、内面世界と行動との一致性を目指す立場のことをいう。キリスト教神秘主義では、聖書から学び、イエス・キリストを信じ、教会の儀式に参加することによって神に近づくこと、神を知ることができる、というものである。そこで本稿では、イギリス社会における宗教問題と、神秘主義者スウェーデンボルグから受けた影響やクラフとのかかわりを通して、ナイチンゲールの宗教観について再度検証し、若干の考察を加えた。

イギリスにおける宗教改革と道徳的退廃

『イングランドの宗教』[15]によれば、一般的にイギリスにおける宗教改革は、第一にプロテスタント（Protestant）に対抗するローマ・カトリック教会の改革運動、第二はローマ・カトリック教会の腐敗を痛烈に批判するルター派の出現、第三には聖書中心、神の主権を強調するカルヴァン派、改革派、長老派などの出現、第四に幼児洗礼を否定し、自らの意志による洗礼による信仰告白のみを洗礼の条件とするアナバプティスト派（Anabaptist）の出現、第五に人間の倫理的問題を強調し、キリストをその範とするヒューマニスト派の出現、第六にヘンリー八世（Henry VIII, 1491-1547）の役割が強大であったことなどが複合的に絡み合っているという[16]。

十五世紀の初頭、ヘンリー八世は、自身の離婚問題からローマ・カトリック教会と対立した。ヘンリー八世は、信条的にはローマ・カトリック教会の教義をそのまま受け継いだ形で自らイングランド国教会（Anglican church）をつくった。その後、マルティン・ルター（Martin Luther, 1483-1546）の宗教改革によって新しくプロテスタントが出現し、イギリス社会にも浸透し始めていた。さらに、イギリスでは民衆の宗教離れを背景に、より『聖書』に忠実であろうとするピューリタン（Puritan）や、一六〇九年にジョン・スミス（John Smyth, 1570-1612）によってバプティスト（Baptist）が設立され、幼児洗礼を否定し、成人にのみ洗礼を施した。一六四三年にジョージ・フォックス（George Fox, 1624-91）によってクェーカー（Quaker）が設立され、牧師の専門性や階層性を認めず、いかなるシンボルもサクラメント★1も祭壇も音楽も不要であるとした。そして、彼らは教会や聖書の外的権威より、自己の内なる神の権威に従おうとする態度を表明し、人間の完全なる精神的平等性を導き出した。▼17

ヘンリー八世の娘、エリザベス一世（Queen Elizabeth I, 1533-1603）は、ヘンリーの改革路線をすべて無効にし、カトリック派とプロテスタント派の中庸をはかろうとした。▼18しかしながら、この計画は失敗に終わり、エリザベス一世はローマ教皇によって完全に破門され、ローマ・カトリック教会との関係は断絶した。この宗教的・社会的・政治的変動は、プラトン主義の新たな復活を促した。その代表的人物がフランシス・ベーコン（Francis Bacon, 1561-1625）である。彼の思考方法は、人間理性のはたらきに基づく経験論的認識論である。その後、「真理と善なるものとは究極的に一致する」との立場を探究するケンブリッジ・プラトニスト（Cambridge Platonists）たちが出現した。彼らはプラトン主義とキリスト教とを結びつけ、宗教的対立を解決する手段にしようとした。▼19

スウェーデンボルグが生きた十八世紀のイギリスでは、ジョン・ロック（John Locke, 1632-1704）の合理主義的思考が、哲学の分野から自然科学の分野に広がるにつれて、伝統や宗教的制約から脱却して、個人の合理的、主知主義的判断に基づく自由への要求が高まった。▼20そして、ナイチンゲールが生きた十九世紀のイギリスは、価値規範の多様性につながったが、他方において宗教的混乱を招き、道徳的退廃をもたらした。激しい宗教闘争に疲れた人心は、次第に宗教から離れ、無関心となり、沈滞ムードになっていた。▼21イギリスの伝記小説家リットン・ストレイチー（Lytton Strachey, 1880-1932）の『*Eminent Victorians*（ヴィクトリア朝時代の偉人たち）』[22]に取り上げられている人物の一人、トマス・アーノルド（Thomas Arnold, 1795-1842）のラグビー校における改革も、基本的には宗教的要素を強化した道徳教育である。さらには、チャールズ・ロバート・ダーウィン（Charles Robert Darwin, 1809-82）の進化論が発表され、科学主義時代が幕を開けた。マシュー・アーノルド（Matthew Arnold, 1822-88）は、科学思想の洗礼を受けたイギリス国民にとっては、従来から信じてきた天国や地獄、永遠の命などはもはやありえないことや、宗教と道徳の関連性などについて論じつつ、「実践の書である聖書を、聖書にはありもせぬ科学と、難解な形而上学と誤認した」と述べ、そして「実践が科学と教養の欠乏のために阻害されている」と結論づけ[23]、キリスト教における実践の有意性を強調した。

クラフの生涯における宗教的感化

クラフの生涯とナイチンゲール

ナイチンゲール家の家系図（family tree[24]：図1）にひっそりとその名前を連ねるアーサー・ヒュー・クラフは、詩人のアルフレッド・テニスン（Alfred Tennyson, 1809-92）やウイリアム・ワー

★1　キリストによって定められた神の恩恵を信徒に与える儀式。キリスト教の教派によって、その指し示す内容や日本語訳が異なる。ローマ・カトリック教会では秘跡、イギリス国教会では聖奠（せいてん）と呼ばれる。

ズワース（William Wordsworth, 1770-1850）と同じようにイギリスの有名な詩人である。彼は、ナイチンゲールの従妹ブランチ（Blanche Clough, 不詳 -1904）と結婚したことにより、ナイチンゲール家の一員となった。クラフについては、ナイチンゲールが友人モール夫人に宛てた手紙の中で「自分の生き方を変えた男性[▼25]」の一人として記し、その死後も母へ宛てた手紙の中で「クラフのことを考えずに春を迎えることはたぶんできない[▼26]」と書いてその死を悼むほど、彼女の生涯の中で非常に大きなウェイトを占めていた人物といえるであろう。ストレイチーはクラフを「ナイチンゲールの従者[▼27]」と酷評したが、ナイチンゲールとクラフの間には単に仕事の協力者というだけの関係ではない、宗教的・道義的要素が大きく影響を及ぼしたと考えられる。

　クラフ[★2]は、一八一九年に綿花商人の父ジェームズ（James Butler Clough）と、ヨークシャ銀行の幹部職員の娘である母アン（Ann）の次男としてリヴァプールで生まれた。クラフの父は事業に失敗し破産宣告を受けていたが、息子たちをパブリック・スクール（Public School）に通わせた。当時、

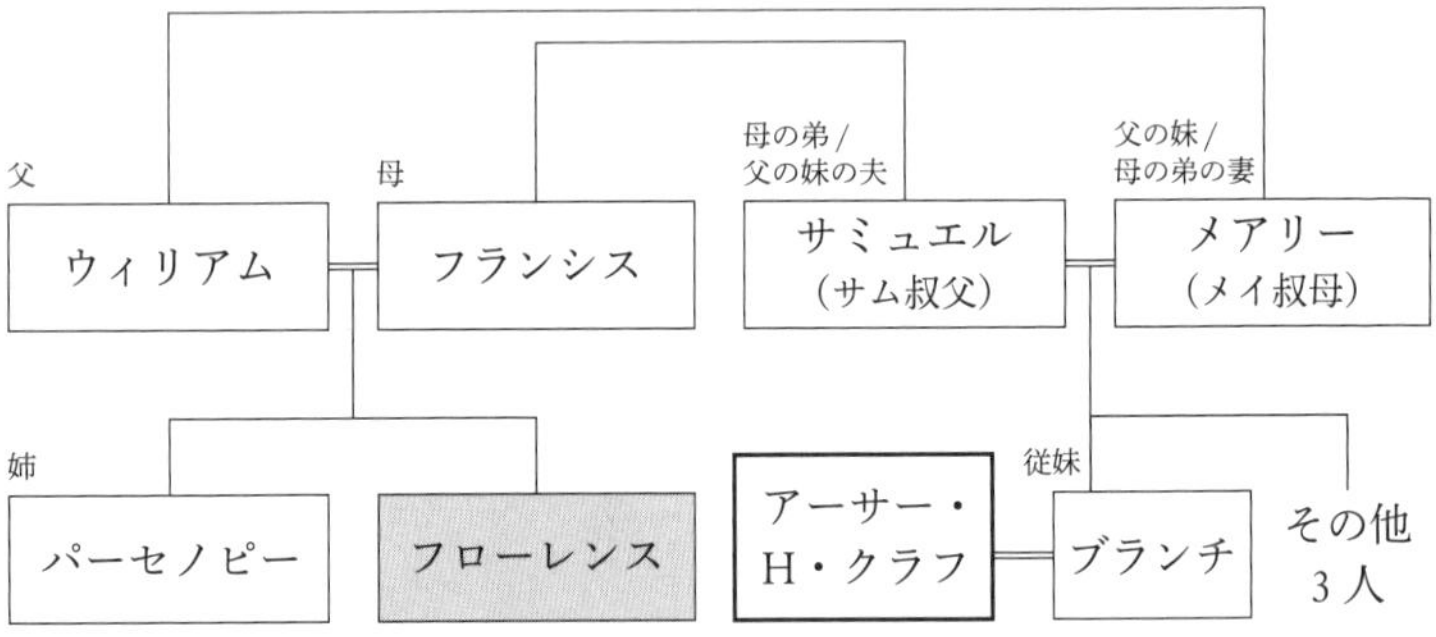

図1｜フローレンス・ナイチンゲールの家系図

パブリック・スクールといえば、私立の中等教育機関で、主としてイングランド上流階級の男子のためのものであった。中でも、クラフが入学したラグビー校は、歴史の古い学校であった。ラグビー校在籍中のクラフは学業に優れていた。

一八二七年、クラフは、オックスフォード大学ベイリアル・カレッジの奨学生として同校に入学した。当時、ベイリアル・カレッジを新たに創設したメンバーは、進歩論主義的なオックスフォード大学の社会論議を謳った人たちだった。クラフは一八四二年に、オーリオル・カレッジの研究員になった。同年には、旅行者を悩ませる貧窮者の救援を抑えるため、オックスフォード大学の社会慈善事業の仕事を成し遂げた。また、ウィリアム・スミス（William Smith 1813-1893）の『ギリシャ正教会と古代ローマ（カトリック教）の伝記と神話の辞典』の見出しを書くことを引き受けるなど、社会的・文化的活動に取り組んだ。

一八四七年、クラフはオーリオル・カレッジの副学部長に指名され、『協会の削除方針に対抗する異議の返礼』を出版した。これは、アイルランド飢饉の際に金持ちの人々の生け贄となった犠牲者たちの代弁者として異議を主張するものであった。一八四八年にオックスフォード大学の研究員に選ばれたが、辞退した。一八四九年、詩人トマス・バビッジ（Thomas Burbidge, 1816-1892）と共に『黒衣の旅人（*Ambarvalia*）』を発表した後、ローマで『長い船旅の情事（*Amours de Voyage*）』を書くことに時間を費やした。同年、ロンドンの大学館館長に任命

★2　以下のクラフの生涯については、『*Arthur Hugh Clough*』（引用文献▼28）、『"*Introduction*" *to Arthur Hugh Clough: Selected Poems*』（引用文献▼29）およびナイチンゲールの伝記（引用文献▼30〜32）などを参考にした。

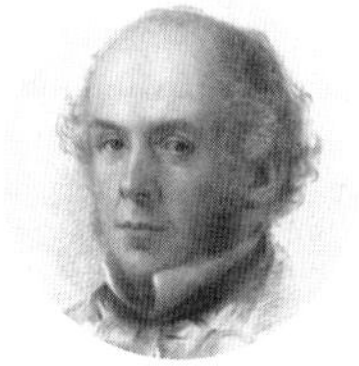

アーサー・ヒュー・クラフ
Arthur Hugh Clough, 1819-61

イギリスの詩人、教育者。イギリス・リヴァプール生まれ。幼い頃に一家でアメリカに渡るが、1828年に兄と共にイギリスに戻る。ラグビー校に入学し、校長だったトマス・アーノルドに大きな影響を受ける。オックスフォード大学に進学し、聖職者になることを目指していたが、神学論争に巻き込まれ、宗教的懐疑心が強まり、大学を去った。
その後、ロンドンの大学館館長や政府の教育機関の仕事に従事する傍ら、恋愛物語詩や叙情詩を多く残した。宗教的懐疑を詠った「苦闘を無駄と呼んではならぬ（Say not, the Struggle Nought Availeth）」がよく知られている。

され、その地位に就いた。一八五〇年秋にヴェネツィアを訪れ、相反する心をもつ男ダイサイカスが主人公の長編詩『ダイサイカスとその魂（*Dipsychus and the Spirit*）』[★3]の大部分を執筆した。そして、国家体制的宗教への懐疑をもちながら大学館館長を継続することに対する宗教的良心のためらいゆえか、一八五一年に大学館館長を辞職し、シドニーの大学で由緒ある最高の教授職の地位を志願するが、失敗した。

かねてよりクラフと知り合いだったナイチンゲールは、一八五二年にクラフを従妹ブランチに紹介した。クラフとブランチは互いに惹かれ合い、結婚したいと望むが、メイ叔母（Mary Shore Smith, 1798-1889）とサム叔父（Samuel Smith, 1794-1880）に反対された。クラフは当代随一の知性を備えた有名な詩人であったが、ほとんど一文なしであり、宗教上の見解も悪評であったことが反対の理由[▼33]だった。収入も十分でなかったクラフは、一八五三年、アメリカ合衆国で難局の打開をはかろうとしたが、解決は得られなかった。彼はその後、ロンドンで文部省の試験官の職に就いた。ナイチンゲールはクラフを非常に高く評価していたので、叔父・叔母を説得し、二人の婚約を認めさせた。クラフがナイチンゲールの熱烈な崇拝者となったのもこの時期である。クラフとブランチは一八五四年に結婚した。この年、ナイチンゲールはクリミアへ従軍したが、当時の宗教問題とも微妙に絡み合い、前途多難な船出であった。

クリミア戦争終結後の一八五六年から、クラフは軍人の特殊専門学校を視察するなど、ナイチンゲールの便利屋として働き始めた。当時、クラフは文部省に勤務していたが、勤務時間外にナイチンゲールの手伝いをするなど、協力を惜しまなかった。作家としても順調で、『プルタークの生涯（*Plutarch's Lives*）』がアメリカで出版され、また、『ドライデン（*Dryden*）』と名づけられた翻訳書も出版された。一八五七年からクラフの全生活はナイチンゲールに捧げられ、口述の筆記をしたり、報告書を発行したり、手紙の代筆をしたりした。また、ナイチンゲールの著作『病院覚え書（*Notes on Hospitals*）（第一版）』『看護覚え書（*Notes on Nursing*）』『思索への示唆（*Suggestions for Thought*）』が出版できたのも、クラフに支えられてのことであるといわれている。クラフは、ナイチンゲールの仕事に協力することで、自分が社会に役立っているという実感をもつことができ、何事にも熱心に取り組むことによって心のバランスをはかっていたのであろう。

★3　『"*Introduction*" *to Arthur Hugh Clough : Selected Poems*』（引用文献▼29）収録の一作詩。森松健介は書名の「and the spirit」の部分を、その内容から「心が二つに分かれている」と解釈し、「ダイサイカス（心二郎）」と訳している。

一八五九年、ナイチンゲール基金★4の評議会に小委員会が設置された。メンバーはクラフのほかに、シドニー・ハーバート（Sidney Herbert, 1810-61）、ジョン・マクニール卿（Sir John McNeill, 1795-1883）、医師のサー・ジェイムズ・クラーク（Sir James Clark, 1788-1870）であった。クラフは同委員会の事務長を自ら買って出たが、この頃よりクラフの健康状態が悪化した。ナイチンゲールは身体面・精神面・金銭面でクラフを支援をし、援助を惜しまなかったが、一八六一年一一月にクラフは永眠した。▼34

クラフの死はナイチンゲールにとって致命的な打撃であり、彼女の悲しみは同年八月に死亡したハーバートに次ぐほどであった。▼35 また彼女はクラフを酷使しすぎたと感じ、心身ともに萎えてしまうほどであった。ナイチンゲールは友人に宛てた手紙に、「予言者エゼキエルは、予言者の〈証《あか》し〉として裸で走りまわりました。現在の我国の習慣からいって、私には裸で走りまわるようなことはできませんが、その代わり〈証し〉として頭上に未亡人の帽子を三つかぶってこう叫びましょう。アーサー・クラフのためのもの、私こそ彼の真実の未亡人です▼36」と記している。ナイチンゲールは、自分の気持ちの〈証し〉を頭に乗せる帽子に例え、その一つがクラフのためのものであり、本当の意味でのクラフの未亡人は自分であると述べている。クラフは人生の後半で、ナイチンゲールに共感し、自己の行き方を変えた男性の一人であった。

ラグビー校がクラフに与えた宗教的感化

クラフがラグビー校で受けた教育★5は、「第一に宗教的・道徳的情操の高揚、倫理的な原理、第二に紳士的行動の実践、第三に知的能力の開発▼39」であり、のちのクラフの人生の進め方に大きな影響を及ぼした。クラフは、学校生活のあらゆる局面で真面目に取り組む若者であった。この頃のクラフは、倫理的な善と悪、倫理的な影響力と責任以外のことは何も考えず、自分の生活すべてを崇める師の教えを最高の目的と信じ、そのためだけに生きていた。そして、クラフは、自分の存在すべてで学校のために尽くそうと願い、望み、努力することで、アーノルドが理想とした生徒、つまり、「クリスチャン・ジェントルマン▼40」であり続けようとした。

さて、クラフに影響を与えたアーノルドは、パブリック・スクールの教育精神の中枢をつくったといわれている人物である。アーノルドは、八歳でウォーミンスター・スクールに入学、十二歳でイギリス最古のパブリック・スクールであるウィンチェスター・カレッジに進学した。十六歳のとき、オックスフォード大学コープス・クリスティー・カレッジに進み、十九歳で最優秀学生として卒業した。一八一四年にはオーリオル・カレッジの特別研究員に採用され、歴史と神学を研究した。しかし、彼は、非常に探究心に富んだ論理的な精神の持ち主であったため、宗教的な疑惑に悩まされるようになった。この疑惑とは、聖書の権威に対する証明と解釈であり、主題となったのは祝福された三位一体の教義についてである。ジョ

★4　ナイチンゲールのクリミア戦争における献身への感謝として、看護教育の推進のための基金が国民から集められた。この寄付金を元手に、ナイチンゲールは聖トマス病院に看護師養成学校を開設した。

★5　ラグビー校がクラフに与えた影響については、トマス・ヒューズ（Thomas Hughes, 1822-96）の自伝的著作といわれる『トム・ブラウンの学校生活』（引用文献▼37）、『*Eminent Victorians*』の中の「アーノルド博士伝」（引用文献▼22）、『英国パブリック・スクール物語』（引用文献▼38）を参考にした。

ン・キーブル（John Keble, 1792-1806）★6はアーノルドについて、「精神に欠落が生じ、反対の感情を棄てきれないのである。天からの光と助けを求めて心から祈り、これまで以上に熱心に神聖な生活の日常的な義務に打ち込むように命じた」▼41と述べている。このキーブルの諭しを受け入れ、アーノルドは、完全な心の平和と揺るぎない確信を得ることができた。そして、一八一八年にオックスフォード大学の執事、一八二八年に神学士（B.D.）、神学博士（D.D.）、そして司祭職としてラグビー校の校長の職務に就いた。その翌年の一八二九年にクラフが入学した。

前述のように、アーノルドの教育改革は、知育よりも徳育、道徳的な人格形成の面に重点がおかれていた。また、アーノルドの教育における進歩的宗教観は

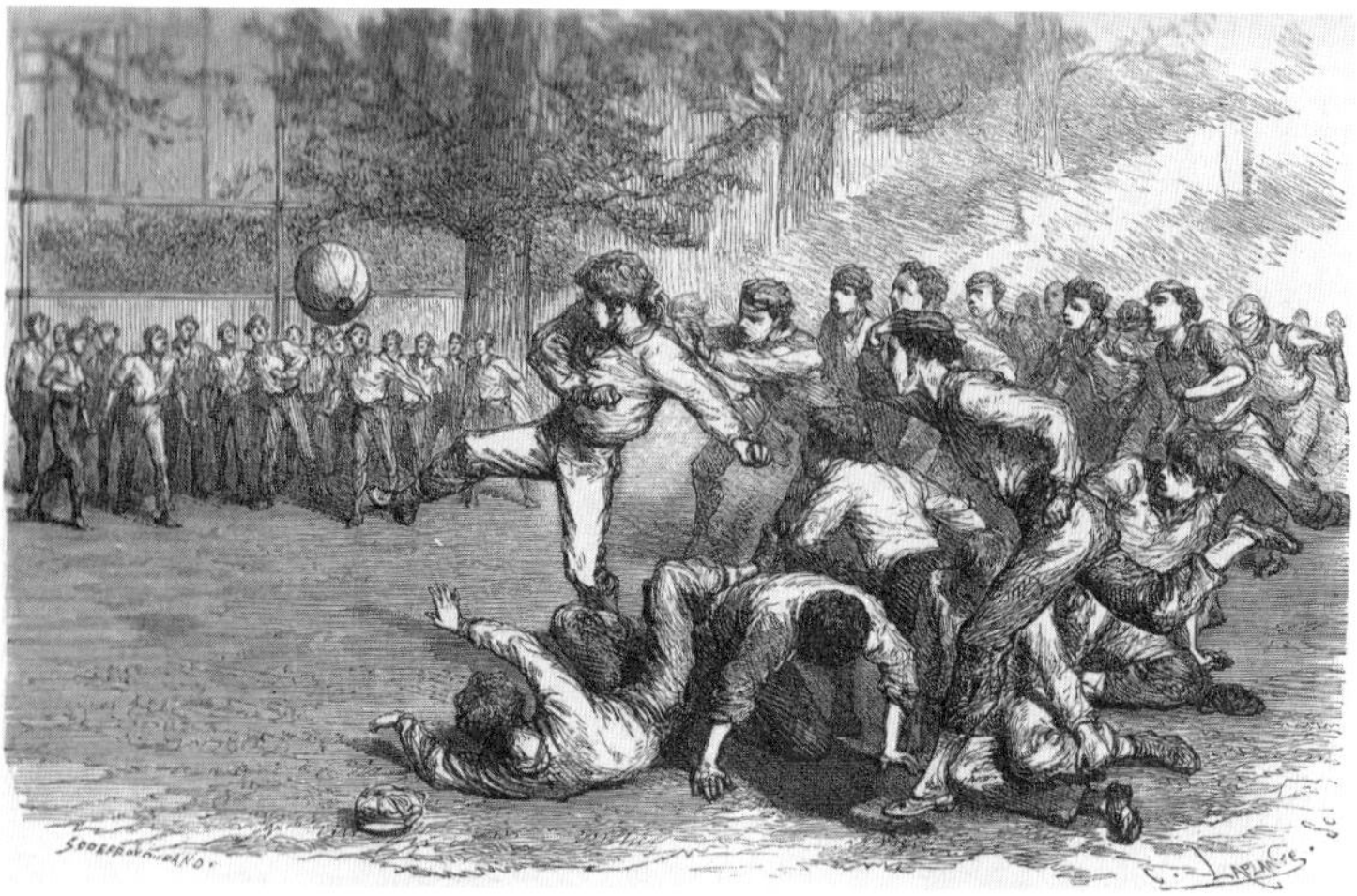

図2　ラグビー校の生徒たちのフットボールの試合（『トム・ブラウンの学校生活』より）
『トム・ブラウンの学校生活』は著者トマス・ヒューズのラグビー校での経験をもとにした学園小説。校長だったトマス・アーノルドも実名で登場する。
（Illustration of a football match for "Tom Brown's School Days", by Godfrey Durand, 1875）

嫌悪され、反対もあったが、オックスフォード大学のラグビー校出身の学生たちから称賛を浴びていた。アーノルドの「キリスト教徒のジェントルマン教育」は、パブリック・スクール全体に浸透し、成功をもたらした。その成功は、運動競技と礼儀作法を崇拝の対象とさせた教育熱心な真面目な人物としての名声につながった（図2）。アーノルドの教えは、当時の若者たちの心に伝わり、師に対する深い尊敬と熱烈な思慕の念を抱かせたのだろう。その中でも顕著な例がクラフであった。

オックスフォード大学で抱くようになった宗教的懐疑

ラグビー校におけるアーノルドの「キリスト教徒のジェントルマン教育」は、クラフを宗教的信念が高く、崇高な理念をもつ人物へと導き、高邁な信仰を創り上げた。しかし、クラフはオックスフォード大学に入学後、熱狂的な宗教論争の餌食となり、自ら「失敗した」と記している。

オックスフォード大学はイギリス最古の大学であり、起源は十二世紀に遡る。独自の歴史と伝統を誇る同大学は、ケンブリッジ大学と共にイギリス指導者階層の最高教育機関である。クラフが入学した当時、同大学は改革運動の只中にあった。『西洋教育史』[▼42]によれば、一八三一年のウィリアム・ハミルトン（William Hamilton, 1788-1856）による「オックスフォード改革論」によって、オックスブリッジの改革の口火が切られた。次にジョン・ヘンリー・ニュー

★6　29頁★12を参照。

マン（John Henry Newman, 1801-90）を指導者とするカトリック主義のオックスフォード運動★7（1833-41）がこれに続いた。ニューマンはもとはイングランド国教会の司祭であったが、オーリオル派の自由なる神学思想に影響を受けて、教会史の研究などから次第にオーリオル派の主知主義（intellectualism）的傾向に不満を覚えた。彼はジェームズ・アンソニー・フルード（James Anthony Froude, 1814-94）やキーブルなどの高教会派思想★8に接近し、彼らと共に宗教に干渉する政治上の自由主義に反対するため、宗教に対する世俗の権力の介入を阻止した。そして彼らは初期教会の精神に基づき、一八三三年、国教会にオックスフォード運動を起こしたのである。

しばらくの間、ニューマンは、国教会がカトリック派とルター派およびカルヴァン派の中間的位置に属することを説いて、いわゆる中道的立場をとろうとしていた。しかし、古代教会史の研究を進めていくうちに、中道主義も異端の繰り返しに過ぎないことを知り、ローマ・カトリック教会こそが初期教会の精神を継承するものだと考えるに至り、一八四五年にカトリックに改宗した。一八四六年にローマ・カトリック教会の司祭に叙階され、イギリスのエジバストンに教会を開いた。そして一八七九年、教皇レオ十三世（Leo XIII, 1810-1903）により枢機卿に任じられた。

一方、アーノルドはオックスフォード運動とはまったく逆の立場であり、ニューマン派を「オックスフォードの反抗者たち」と呼んで非難した。▼43アーノルドとニューマンは十九世紀の宗教思想を二分し、相対立する人物だったようである。アーノルドが自由主義的なクリスチャン・ジェントルマンによる社会改良を目指したのに対し、ニューマンは神秘主義であり、教義や目に見えないものを重視し、聖人を生み出すことを目指した。また、ニューマンは国家からの教会の独立を主張したのに対し、アーノルドは国家と教会との一体化を主張した。

オックスフォード大学におけるクラフは、ウィリアム・ジョージ・ウォード（William George Ward, 1812-82）の影響を強く受けた。ウォードは、かつてはアーノルドの最も熱心な弟子の一人であったが、アーノルドの聖書の扱い方に不満をもった。アーノルドの論理の欠如がウォードの議論好きの精神に不信を招かせたのである。それゆえウォードは、オックスフォード大学入学後にニューマンの人格と知的態度と文学的表現などに魅せられた。そして、かつての師に対する信仰が揺らぎ、オックスフォード運動の渦中に加わった。そのウォードの議論を聞くうちに、アーノルドに対する深い尊敬と熱烈な思慕の念を抱いていたクラフは、ほとんど理性を失わされ、信仰まで見失った。彼の精神的不安定さは、人生の目的をも喪失してしまうことにつながり、終には「失敗してしまった」と語らせたのだろう。さらに、オックスフォードの改革者たちが繰り返し行うトラクト運動（Tractarianism）★9は宗教・政治上の派閥運動であり、クラフのアーノルド信奉を根底から破壊したのである。クラフの中では、完全に正しい存在、見えざるものの存在である神の必要性や偉大さを信じることは、自身にとっ

★7　26頁を参照。
★8　17頁★12を参照。
★9　オックスフォード運動を主導したキーブルらは、『時局小冊子（トラクト）』を刊行して教会理解の深化による体質改善を訴えたため、オックスフォード運動は「トラクト運動」とも呼ばれた。

て絶対的な意味をもつものであり、神の存在に導かれるように宗教を実践しようと願い、行動の規範となっていたものだった。しかし、オックスフォード運動によって、現実に向き合い、人間にとっての最大の疑問に直面し、真実の世界を求めた。そして、真実の世界を求めることは、国家体制的宗教への懐疑を抱くことになり、宗教観の変化をも及ぼすに至ったといえるだろう。このクラフの宗教観の変化は、彼の良心が、その良心でもって真実を選ぶ行為であり、詩人としての活動に顕著に現れた。

クラフの詩『シュトラウスを歌う』の主題は、近代科学とキリスト教の調和である。また、『イスラエル人がエジプトを出たとき』という詩には、「人間が神を造ったのであって、神が人間を創造したのではない」「人類における宗教史を語る趣がある」[44]という宗教観が全編に現れている。『復活祭―一八四九年のナポリ』は〈神の不在〉をクラフが言明した作品となった。森松[45]はクラフを「神の不在とそれが人間社会に及ぼしうる悪しき衝撃を詩の主題として取り上げた詩人[46]」と紹介している。

ナイチンゲールの宗教観

神秘主義者スウェーデンボルグからの影響

キリスト教神秘主義とは、聖書から学び、イエス・キリストを信じ、教会の儀式に参加することにより、神に近づくこと、神を知ることができる、というものである。つまり宗教とは、人間を超越した神の存在に対する信念や思想を含み、その信念は、神への信仰を基本としている。ナイチンゲールは一八四六年にモール夫人に宛てた手紙の中で、「見えざる世界の実相」について記している。彼女は、「天地創造の物語を主題とする古いイタリアの絵画は、見えざるものが最上階に君臨していたもうことを明らかにしている。その背景の上方には永遠の父なる神の影がおぼろに映っており、はるか下方に人間どもが住んでいるのです。でも人間は下方にいながら最上階とつながりを持っている」[47]と述べた。ナイチンゲールは古いイタリアの絵画から不思議で幻想的な世界を、目には見えない神秘的な信仰の世界を感じ取ったのであろう。彼女は、本当に見る目を与えられるとき、神はすぐ身近におり、失われたと思うものもすぐそばに存在しているのだから、神の身元に行く必要もないのだと感じた。

自立への意志の芽生えとともに家族との間で苦悩し、自己の人生における目的・目標を失い、精神的危機に陥ったナイチンゲールは、「見えざる王国が見える王国と自由に交流していることを語る類の本が好きである」と言い、「美しく穢れのない器（内なる自己）には神が宿り、神が語りかけるとしてスウェーデンボルグの器はきれいであった」[48]と述べている。天界との交流ができるとして、神秘主義的な立場から多くの著作を書いたのはスウェーデンボルグである。十八世紀に活躍したスウェーデンボルグは、生存中にロンドンを訪れており、彼の著作はロンドンでも出版されていた。一七七二年、彼はロンドンで客死し、ロンドンの小さな教会に葬られた。一九〇八年、ナイチンゲールの存命中に、スウェーデンボルグの遺

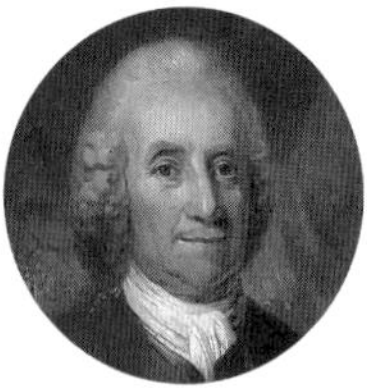

イマヌエル・スウェーデンボルグ
Emanuel Swedenborg, 1688-1772

スウェーデンの神秘思想家、自然科学者。言語学、数学、自然科学を学び、鉱山学の研究に専念した。自然の根本を探求する中で、1745年に霊的覚醒を受け、聖書の霊的な意味を霊の世界との交流の体験に基づいて明らかにするという使命に目覚め、『天界と地獄』など大量の作品を著した。それらの作品はヨーロッパ思想界に衝撃を与え、ゲーテ、バルザック、ヘレン・ケラーなど多くの知識人らが大きな影響を受けた。

体はスウェーデン政府が派遣した巡洋艦で運ばれ、ウプサラ大学の大聖堂に安置された。彼は、宗教が優先される時代にあって、国家への貢献として、神学上の教義等の様々な分野について、より科学的に自然界の現象を解明することに生涯を捧げた人物であったと考えられる。スウェーデンボルグの著作をよく読んでいたとされるナイチンゲールは、「霊界描写において、神的世界は、身体内外に、自然環境の中の人間と自然環境とのかかわりにおいて感覚器を通して感じ取るものである」との説に共感したと考えられる。

『霊界日記』でスウェーデンボルグは、人間の肉体と連結している純粋な部分が霊魂(spirituality)であると説明し、「霊魂は肉体を手段としてこの世で果たすべき機能を果たしている」[49]と述べた。人間はその知性的なものと意志的なものとが一つのものとして働き、その内部と外部とが一致するようになるまで、変化する状態におかれる。「もし人類が善の状態に生きたならば、人間は衰弱して、老年の最も衰弱した状態にまでも達して、（中略）地上的な身体から他生へ移っていくのである」[50]。そして、死後、霊魂は霊と呼ばれ、霊は感覚を有し、霊は欲求・渇望・欲望・情愛・愛をもち、この世のものよりも粗雑でなく明晰なものとなる。これが人間の霊魂であり、この霊魂は内的な人間であり、この内的な人間に役立つように肉体が形成される。自然界のすべての創造物に意味があると考えたスウェーデンボルグは、「身体の一切の物の中に右と左が在り、右は真理を発生させる善に関わりを持ち、左は善から発する真理に関わりを持ち、かくて善と真理との連結に関わりを持っていることが起こっている。ここから人間の中に対になったものが在り、二つの頭脳、頭脳の二つの半球、心臓の二つの心室、肺臓の二つの肺葉、目、耳、鼻孔（……）、その対のないところには右側と左側とがあり、すべてこれは善は形を取るために真理を注視し、真理は存在を得るために善を注視するという理由によっている」[51]と述べた。ゆえに、人間には二つの能力、つまり「その一つは真のものと善いものとを理解する才能であって、合理性と呼ばれ、理解の能力である。（中略）この二つの能力により人間は人間であって、獣から区別されている」[52]。そして、宇宙と宇宙の凡ての創造された物は、目的、原因、結果という三つ、「すなわち、神的愛と神的知恵から最初に発する太陽の中に凡ての物の目的が在り、霊界に凡ての物の原因があり、自然界に凡ての物の結果が在る」[53]とした。「目的から考えることは知恵にぞくし、原因から考えることは理知にぞくし、結果から考えることは知識にぞくする」[54]と、現象の因果関係についてスウェーデンボルグは説明する。さらに、理解は知恵の容器であり、結果は愛と知恵から発する。ゆえに、「知恵と結合した愛の本質そのものは神の中に存在している」[55]と述べ、愛と知恵から発する意志と理解とは、人間の生命そのものからつくられているとした。「愛は生命そのものである」[56]と考えたスウェーデンボルグは、すべての動物は生命を受容する器であるが、人間のみが自然界の三つの〈度〉を持つとし、「何故なら意志は愛の容器であり、理解は知恵の容器であり、結果は愛と知恵から発する用であるから。ここから人間各々の中には自然

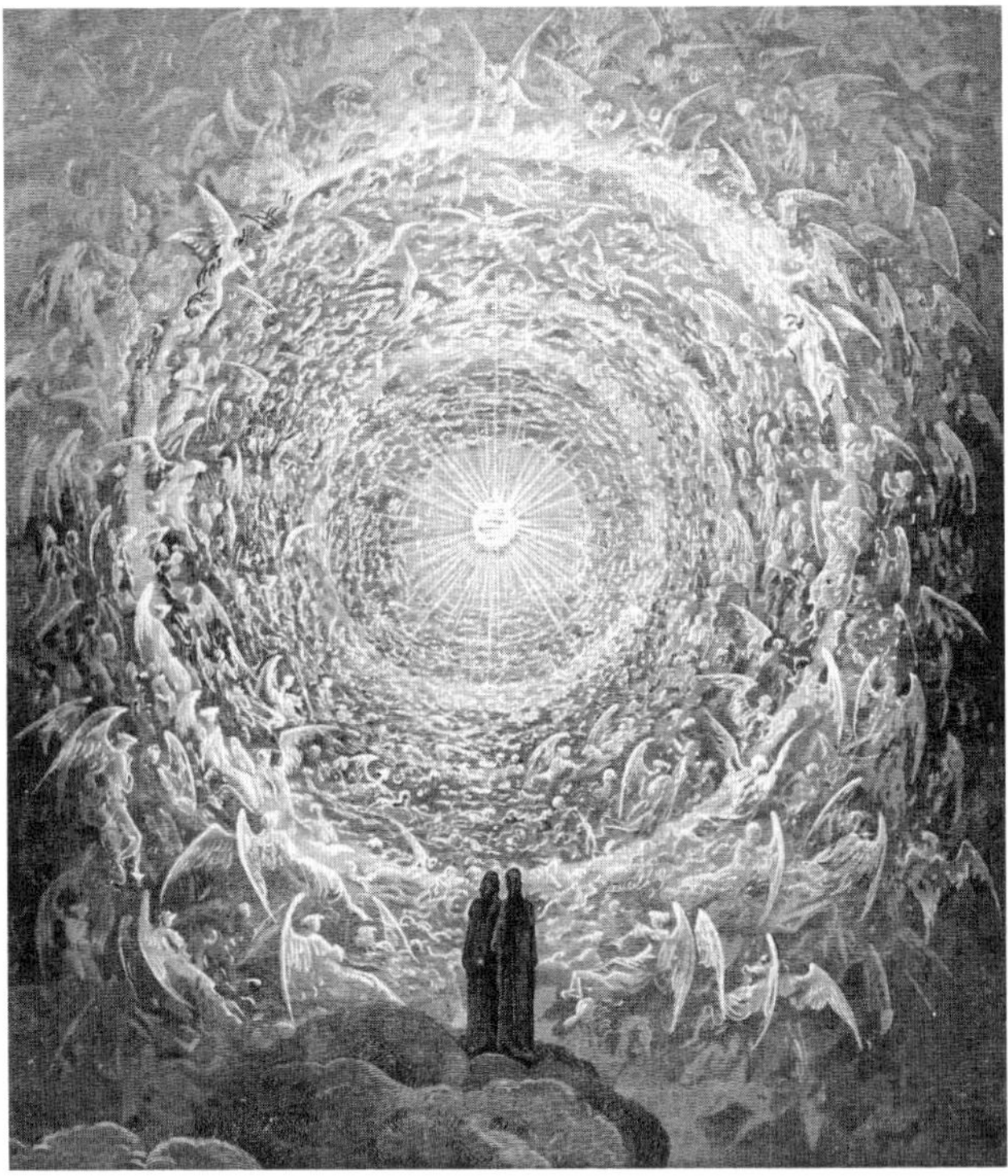

至高天を見つめるダンテとベアトリーチェ（ダンテ『神曲』天国篇より）
ギュスターブ・ドレによる霊界のイメージ。スウェーデンボルグの著作『天界と地獄（Heaven and Hell）』の表紙にも使われている。
（Canto XXXI in The Divine Comedy by Gustave Doré, 19th century）

的な、霊的な、天的な意志と理解が生来潜在的に存在[57]」するのである。これゆえに、人間は自然の中に在るところの社会的・道徳的なものや、自然を超越した霊的な天的な物を分析的に合理的に考えることができ、知恵を引き上げられて、神を見ることすらできる。そして、「天界の愛とは隣人愛にほかならない[58]」と述べ、他の者の喜びを自分の喜びとして感じ取ることこそが愛であるとした。人間の本質的な根源的な愛について語るとき、スウェーデンボルグはその知性的なものと意志的なものとが一つのものとして働き、その内部と外部とが一致するようになるまで、有限な中においても絶えず更新する力を有していると考える。

　これらのスウェーデンボルグのキリスト教における解釈は、ナイチンゲールが『思索への示唆』で試みた神への信仰や内なる信仰、そして父なる神は思考・目的であり、展開する意志である、との論点との一致を見出すことができる。ナイチンゲールの望んだ理想的生活、それはキリストの教えを実践する神の僕《しもべ》としての生き方であった。キリストの教えに忠実であろうとするナイチンゲールは、「信仰こそが魂の真の目であり、耳である。真実の目は真理の探究につながる[59]」と考え、真理の探究にかかわる限り、われわれの全存在と「意志と目的が人類に影響を及ぼすことは非常に明白である[60]」と述べた。スウェーデンボルグが、科学的な解釈を神学論との合体で説明したように、ナイチンゲールも、人類が自らの能力を働かせることによって無知から真理を求め、不完全から完全へと進んでいくものであるとし、「人間の道徳的、知的、精神的能力が高度に啓発されればされるだけ神についての真の概念にますます近づく[61]」と考えた。

クラフとのかかわりにみる宗教観

先述したように、クラフやナイチンゲールが生きたヴィクトリア朝時代のイギリスは、世界を支配し意気盛んな時代であったが、その裏には様々な問題や思いが混沌としていた。ニーチェの「神は死んだ」の表現からもうかがえるように、クラフもまた、早い時期から神の不在を詠った詩人である。クラフの詩は、「神の不在から派生する人間社会の未来のありように対する懸念について」[62]を明らかにした詩だと評価されている。クラフの詩の主題を概観したことでみえてくる彼がもっている宗教観は、十九世紀後半から起こってきた自然科学的真理の追究によって、それまでのキリスト教世界における神の消失が論じられ、物質的快楽主義へと世の中が推移し、倫理の崩壊が起こる、というものである。クラフは科学的真理を追究しながら、神の不在による倫理的崩壊を主題とした作詩を記し、自己の宗教観を述べている。先述した当時のイギリス社会における宗教論争は歴史的事実であり、これらの社会的環境が個人に与えた影響は非常に大きいといえるだろう。このような環境の中で生きたクラフに、全生涯をひたすら、「何が正しいのか！」という高い正義感に則って、キリスト教社会の宗教観を批判しながらも、社会正義を貫こうとしたアンバランスな姿勢を垣間見ることができる。

また、アーノルドとニューマンの衝撃的な論争やオックスフォード運動は、クラフの宗教観をさらに混乱させ、信仰を見失い、精神的に不安定な状態になり、人生の目的をも見失った。そして、「キリスト教が復活して人間に影響力を持ち続けていることに対する否定色の強い懐疑、神が存在しない場合に人が陥る倫理の欠如と既成価値観の良き部分の崩壊に対する憂慮[▼49]」という倫理喪失の問題に発展し、人間社会存立の基盤そのものの変質に疑問を抱き、神の不在の思考に至ったのであろう。ベンジャミン・ジョウエット（Benjamin Jowett, 1817-93）[★10]がクラフの死を偲んで、クラフの妻ブランチに宛てた手紙で、「信仰によって歩んだ二つの魂[▼63]」と記し、クラフとナイチンゲールは人生における貴重な二つの手本である、と述べている。当時のイギリスの時代的背景や社会的状況のもとでクラフが抱いた宗教への懐疑は、キリスト教に全面的に抱いたものではなく、国家体制的宗教に対して抱いたもので、詩人としての良心から真実を選ぶ行為で示したものという。

ナイチンゲールはクラフと同じ時代に生きて、科学的思考のもとに看護を実践し、近代看護の創立者となった。その背景には、当時のイギリスの宗教の動向が深く関係している。クリミア戦争が起こった十九世紀半ばは、まさにイギリス国内でオックスフォード運動が行われた直後であり、複雑な宗教的動きの影響が大きかった。クリミアに派遣されたナイチンゲールの看護への熱意を支えていたものは、「神からの召命」という神秘主義の影響を受けた独自の宗教観だったのであろう。

ナイチンゲールの生き方は、イエス・キリストの教えを実践する〈神の僕《しもべ》〉としてのものであり、その生き方を実行しようとしたとき、伝統的な社会規範を変えなければならなかっ

★10　イギリスの神学者、古典学者。オックスフォード大学ベイオリル・カレッジ学監。ナイチンゲールの長年の友人だった。

た。これは、ナイチンゲールとクラフ両者に共通した「宗教上の内面的な揺れ」ととらえることができ、二人の関係をより緊密にした要因であったと考える。しかし、ヴィクトリア朝時代のイギリス社会においては、彼女の生き方は伝統的社会規範から外れており、反社会的行動でもあった。さらに、ナイチンゲールは、多面的な専門的知識とそれに基づいた洞察力や判断力をクリミア戦争で遺憾なく発揮した。クリミア戦争での死亡率の減少は、統計学を用いた衛生改革であり、彼女の公衆衛生思想と実践が実を結んだ結果である。これは、現象を現実化していく科学であり、その背後にあるものの真の本質を見極めるものであった。

＊

スウェーデンボルグのキリスト教における解釈は、ナイチンゲールがクラフの協力により成した著作『思索への示唆』で試みた神への信仰や内なる信仰、そして父なる神は思考・目的であり、展開する意志である、との論点との一致性を見出すことができる。また、「人間の自然的な、霊的な、天的な意志と理解が潜在的に存在するがゆえに、人間は自然の中に在るところの社会的・道徳的なものや、自然を超越した霊的な、天的なものを分析的に合理的に考えることができ、知恵を引き上げられて、神を見ることすらできる」というスウェーデンボルグの説明は、ナイチンゲールが感じた見えざる者の実相という見解を示したと考える。スウェーデンボルグが、科学的な解釈を神学論との合体で説明したように、ナイチンゲールも、人類が自らの能力を働かせることによって無知から真理を求め、不完全から完全へと進んでいくものであるとし、人間の道徳的、知的、精神的能力が高度に啓発されればされるだけ、神についての真の概念に近づくと考えた。

ゆえに、ナイチンゲールが世界に先駆けて行った近代的な看護改革の背景には、自然界における現象をよく見極める能力があった。その鋭敏な観察力が、現象認識に至らしめたのである。このキリスト教的愛の心が、彼女の知性において問題解決するといった科学的手法であり、その解決において実践を重要視した。それは、ナイチンゲールがイエス・キリストの教えに忠実であろうとしたが所以であろう。そして、マシュー・アーノルドがキリスト教における実践の有意性を強調したように、ナイチンゲールにおけるキリスト教的愛の実践が看護であったのだが、その実践には観察を主体とする主知主義的傾向も強く残された。他方、クラフは科学的真理を追究しながら、神の不在による倫理的崩壊を主題とした作詩を記し、自己の宗教観を表出していた。

クラフとナイチンゲールは、共に宗教と科学の交差するところに生きながらも、両者共に神秘主義的な宗教観をもち、その宗教観に導かれて、ナイチンゲールは看護教育の改革をはじめとする社会改善を行い、クラフは哲学的な詩によって自分の思想を表現しながら、彼女の仕事を手伝った。これは、ナイチンゲールとクラフが共に高い正義感をもって行動したことを意味し、両者共に社会正義を貫こうとした行動の現われといえるだろう。さらにいえば、当時の宗教上の内面的な揺れは、ナイチンゲールとクラフの関係をより緊密にした要因の一つであったと考える。

引用文献

▼1 柴田京子、津田右子、佐々木秀美：ナイチンゲールの宗教観に関する若干の考察—友人アーサー・ヒュー・クラフとの関わりを手がかりに（その1）、綜合看護、四〇（三）：四一～四八、二〇〇五

▼2 柴田京子、津田右子、佐々木秀美：ナイチンゲールの宗教観に関する若干の考察—友人アーサー・ヒュー・クラフとの関わりを手がかりに（その2）、綜合看護、四〇（四）：七三～八〇、二〇〇五

▼3 セシル・ウーダム・スミス（武山満智子、小南吉彦 訳）：フロレンス・ナイチンゲールの生涯（上・下）、現代社、一九八一／Woodham-Smith, Cecil：*Florence Nightingale 1820-1910*, Constable, 1950

▼4 エドワード・クック（中村妙子 訳）：ナイティンゲール—その生涯と思想I、七三頁、時空出版、一九九三／Cook, Edward T.：*The Life of Florence Nightingale*, Macmillan, 1914

▼5 Nightingale, Florence：*Cassandra／Suggestions for Thought* (1860), ed. by Poovey, M., Pickering & Chatto, 1991

▼6 Nightingale, Florence：*Notes on Nursing* (1860), Scutari Press, 1992

▼7 フロレンス・ナイチンゲール（鳥海美恵子ほか 訳）：女性による陸軍病院の看護．ナイチンゲール著作集 第一巻（湯槇ます 監修）、現代社、一九七五／Nightingale, Florence：Subsidiary Notes as to the Introduction of Female Nursing into Military Hospitals, 1858

▼8 フロレンス・ナイチンゲール（田村真、薄井坦子 訳）：カイゼルスウェルト学園によせて．前掲書7／Nightingale, Florence：The Institution of Kaiserswerth on the Rhine for the Practical Training of Deaconesses, 1851

▼9 前掲書4

▼10 イマヌエル・スエデンボルグ（柳瀬芳意 訳）：天界と地獄、静思社、一九八八／Swedenborg, Emanuel：*Heaven and Hell*, 1758

▼11 イマヌエル・スエデンボルグ（柳瀬芳意 訳）：結婚愛、静思社、一九八八／Swedenborg, Emanuel：*The Dlights of Wisdom Pertaining to Conjugial Love*, 1768

▼12 エマヌエル・スウェーデンボルグ（高橋和夫 訳編）：スウェーデンボルグの霊界日記—死後の世界の詳細報告書、たま出版、一九九二／Swedenborg, Emanuel：*The Spiritual Diary*, 1747-65

▼13 イマヌエル・スエデンボルグ（柳瀬芳意 訳）：神の愛と知恵—宇宙創造論、静思社、一九八六／Swedenborg, Emanuel：*The Divine Love and Wisdom*, 1763

▼14 エマヌエル・スヴェーデンボルイ（スヴェーデンボルイ原典翻訳委員会 訳）：真のキリスト教、アルカナ出版、上巻 一九八八／下巻 一九八九／Swedenborg, Emanuel：*True Christian Religion*, 1771

▼15 塚田理：イングランドの宗教—アングリカニズムの歴史とその特質、教文館、二〇〇四

▼16 前掲書15、二九～三三頁

▼17 滝内大三：イングランド女子教育史研究、二二七頁、法律文化社、一九九四

▼18 前掲書15、五九頁

▼19 前掲書15、一七七～一七八頁

▼20 前掲書15、二四四頁

▼21 前掲書15、二四五頁

▼22 リットン・ストレイチー（橋口 稔 訳）：アーノルド博士伝　ナイティンゲール伝他一篇、一一一～一六四頁、岩波文庫、一九九三／Strachey, Lytton：Dr Arnold. *Eminent Victorians*, p.163-188, Penguin Books, 1918

▼23 マシュー・アーノルド（石田憲次 訳）：文学とキリスト教義―聖書のより良き理解のための試論、三三六～三三七頁、あぽろん社、一九八二

▼24 Vicinus, Marha & Nergaard, Bea (ed.)：*Ever Yours, Florence Nightingale Selected Letters*, p.440, Virago Press, 1989

▼25 前掲書4、二七一頁

▼26 前掲書4、二七四頁

▼27 リットン・ストレイチー（橋口 稔 訳）：ナイティンゲール伝　前掲書22、六七頁／Strachey, Lytton：Florence Nightingale. 前掲書22

▼28 Biswas, Robindra Kumar：*Arthur Hugh Clough：Towards a Reconsideration*, Oxford University Press, 1972

▼29 McCue, Jim (ed.)："*Introduction*" *to Arthur Hugh Clough：Selected Poems*, p.xix, Penguin Books, 1991

▼30 前掲書4

▼31 前掲書3

▼32 エルスペス・ハクスレー（新治弟三、嶋 勝次 共訳）：ナイチンゲールの生涯、メヂカルフレンド社、一九八一／Huxley, Elspeth：*Florence Nightingale*, Purnell Book Services, 1975

▼33 前掲書3、上巻、一五四頁

▼34 前掲書4、二六七～二六八頁

▼35 前掲書4、二六七～二六八頁

▼36 前掲書3、下巻、一一三頁

▼37 トマス・ヒューズ（前川俊一訳）：トム・ブラウンの学校生活、岩波書店、一九八九／Hughes,Thomas：*Tom Browns Schooldays*, Macmillan, 1857

▼38 伊村元道：英国パブリック・スクール物語、丸善、一九九三

▼39 前掲書38、八〇頁
▼40 前掲書38、七八頁
▼41 小池 滋：英国流立身出世と教育、一五頁、岩波新書、一九九二
▼42 長尾十三二：西洋教育史、第二版、一三三頁、東京大学出版会、一九九一
▼43 前掲書38、八七頁
▼44 森松健介：アーサー・ヒュー・クラフからハーディへ—主題の継承と類似、喪失と覚醒—19世紀後半から20世紀への英文学（中央大学人文科学研究所 編）、二四二頁、中央大学人文科学研究所研究叢書27、中央大学出版部、二〇〇一
▼45 前掲書44、二三一〜二九七頁
▼46 前掲書44、二三一頁
▼47 前掲書4、七三頁
▼48 フロレンス・ナイチンゲール（薄井坦子 訳）：思索への示唆、ナイチンゲール著作集 第三巻（湯槇ます 監修）、一八八頁、現代社、一九七七／Nightingale, Florence : *Suggestions for Thought to Searchers after Religious Truth*, 1860
▼49 前掲書12、一〇〇頁
▼50 前掲書12、五三頁
▼51 前掲書13、二四九〜二五〇頁
▼52 前掲書13、一二五頁
▼53 前掲書13、七九頁
▼54 前掲書13、一〇四頁
▼55 前掲書13、一七頁
▼56 前掲書12、一一九頁
▼57 前掲書13、一二四頁
▼58 前掲書12、一一七頁
▼59 前掲書4、七五頁
▼60 前掲書48、一六六頁
▼61 前掲書48、一五六頁
▼62 前掲書44、二三一頁
▼63 前掲書4、三五七頁

フランスの愛徳姉妹会とナイチンゲール

野口 理恵

野口 理恵 のぐち・りえ
奈良女子大学大学院人間文化総合科学研究科博士研究員
奈良女子大学大学院人間文化研究科博士後期課程修了。専門はフランス近代史。

愛徳姉妹会とは

愛徳姉妹会の成立

愛徳姉妹会（Filles de la Charité：英語ではDaughters of Charity）は一六三三年にヴァンサン・ド・ポール★1が、ルイーズ・ド・マリヤック★2と共に組織した若い女性の会である（図1）。それに先立つ一六一七年、ヴァンサン・ド・ポールは病人の訪問看護を行う愛徳婦人会（Dames de la Charité：英語ではLadies of Charity）を組織していた。この会は身分の高い婦人で構成されていたため、会員本人の実動は難しく、その助けをする者が必要であった。こうしてできた若い女性の会が愛徳姉妹会である。愛徳姉妹会にはルイーズによって家庭訪問や病院看護の方法などの教育が施され、ヴァンサン・ド・ポールからは職業能力の必要性と医師に対する従順など、看護師としての心構えが説かれた。一六五五年にはパリ大司教に、当時の修道会とは違うかたちではあるが、会則が認められた。これは、十七世紀当時としてみれば、非常に特異なことであった。

なぜこのことが特異なのかという疑問に答えなければ、愛徳姉妹会の重要性はイメージで

★1　Vincent de Paul（1581-1660）フランスのカトリックの司祭。ヴィンセンシオ布教宣教会および愛徳姉妹会の創立者。フランス各地で貧民に福音を説き、学校・神学校を数多く設立した。一七三七年、聖人に列せられた。

★2　Louise de Marillac（1591-1660）ヴァンサン・ド・ポールと共に貧民を助けるための活動を行い、愛徳姉妹会の共同創始者となった。一九三四年、聖人に列せられた。

きないかもしれない。愛徳姉妹会の活動は、修道院の外に出て行うことが前提となっていたが、信仰をもとに集住する女性たちが院外に出て奉仕を行うということは、大きなムーヴメントとしては萌芽があったとしても、これまで教会からは認められなかったからである。例えば、十四世紀にベギン会（Béguinages）[★3]は異端的とされ、迫害された。また一六一〇年にアヌシーで創設された聖母訪問会（Ordre de la Visitation de Saint-Marie：英語ではOrder of the Visitation of Holy Mary）も、有力婦人たちに時間と金銭の提供を勧め、病人の家を訪問していたのだが、教会法に触れるとのことで、アウグスティヌス会則[★4]のもと観想修道会[★5]になった。だが、ヴァンサン・ド・ポールは、愛徳姉妹会の会則に「修道者の身分では彼女たちの使命（vocation）の行使に

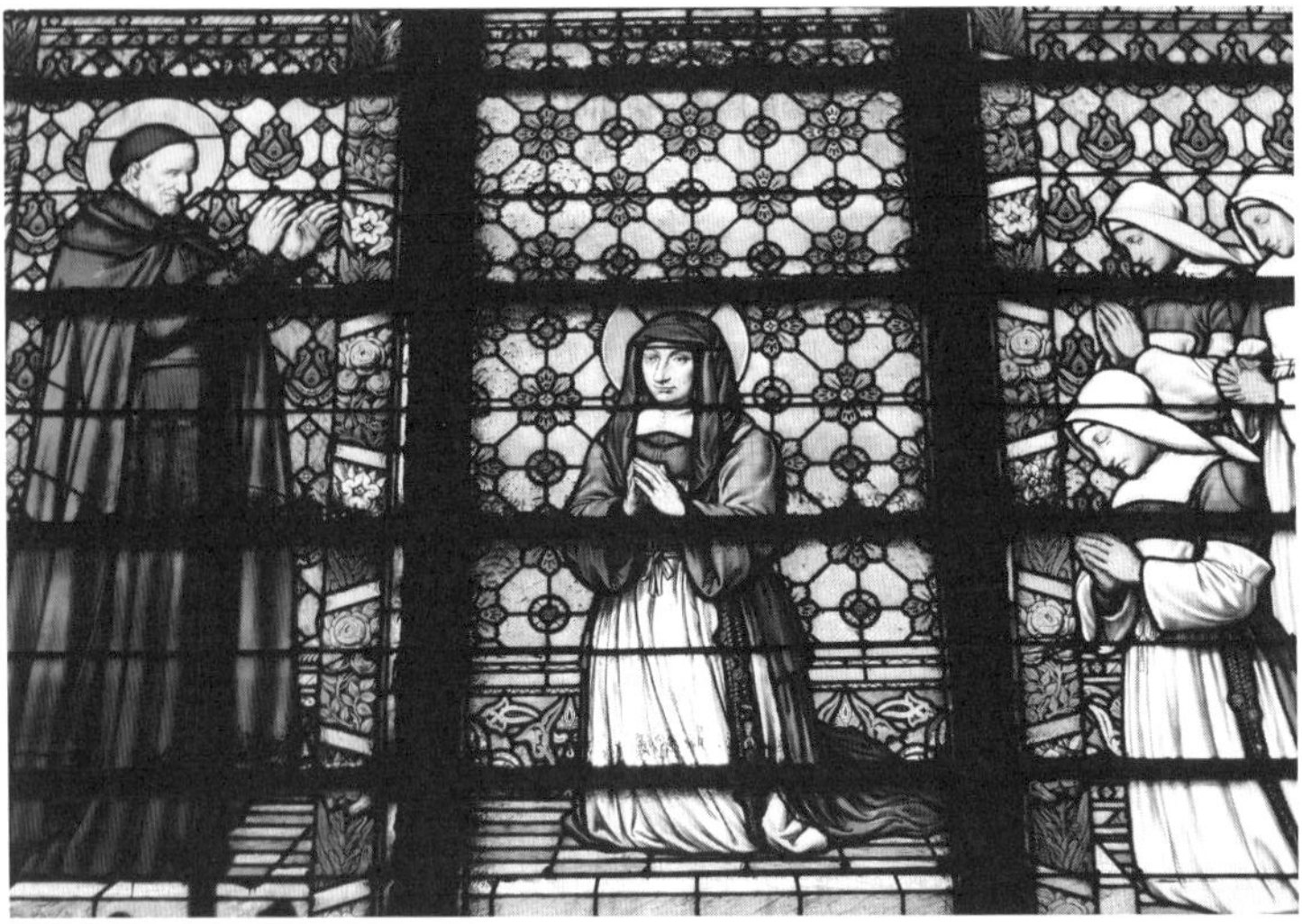

図1　ヴァンサン・ド・ポールとルイーズ・ド・マリヤック
(Stained glass window in the church Saint-Laurent in Paris / CC BY-SA 3.0)

適切ではない」▼1と明記した。つまり、修道院の囲いの外での活動を盛り込んだ会則が教会権力に正式に認められたのである。★6このことから、愛徳姉妹会の成立は、ヨーロッパの看護ならびに修道会の二つの歴史における転換点となった。

十七世紀当時、「修道女（religieuses：英語では nuns）」とは、盛式誓願を行い、修道院の中で修道会則に基づいた生活をする女性のことであった。そのため、愛徳姉妹会は「religieuses」と区別し、〈ヴァンサン・ド・ポールの娘たち〉という意味で「filles（娘：英語では daughters）」を名乗っている。愛徳姉妹会は修道女の盛式誓願は行わないが、一年ごとの誓願を行うことで宗教性を保っており、互いを「sœur（姉妹：英語では sister）」、と呼ぶため、本稿では彼女たちを「シスター」と記載する。

愛徳姉妹会の慈善活動

創設してまもなく、愛徳姉妹会はアンジュのオテル・デュー★7やロシュフォール海軍病院の

★3　十二世紀にベルギーで女性の自立支援のために設立された共同体。神に仕える尼僧とは違い、自立的な生活を営む女性たちのための場所で、日中に街で働き収入を得たり、修道院を出て結婚する自由なども認められていた。

★4　古代末期キリスト教会の偉大な教父アウグスティヌスが修道のために定めた修道会則（戒律）。個人財産の放棄と共唱祈祷を義務づけ、共同生活における協調精神と愛徳の実践を重んじる。

★5　活動修道会に対する呼び名で、基本的に修道院の中だけで祈りと観想、労働を中心とした生活を送る。生涯、一定の修道院に定住する。

★6　一六六八年にはローマ教皇クレメンス九世にも承認された（引用文献▼2）。

★7　もともとは、中世以来、巡礼者を保養するために各都市に置かれた施設。のちに市民病院としての役割を担う。

管理を任されることになった。また、フロンドの乱★8に続くスペイン戦役では、スペイン領南ネーデルランドとの国境付近を転戦するフランス軍の負傷兵を看護するため、摂政母后アンヌ・ドートリッシュの要請で、戦線に沿った街々にシスターたちを派遣した。

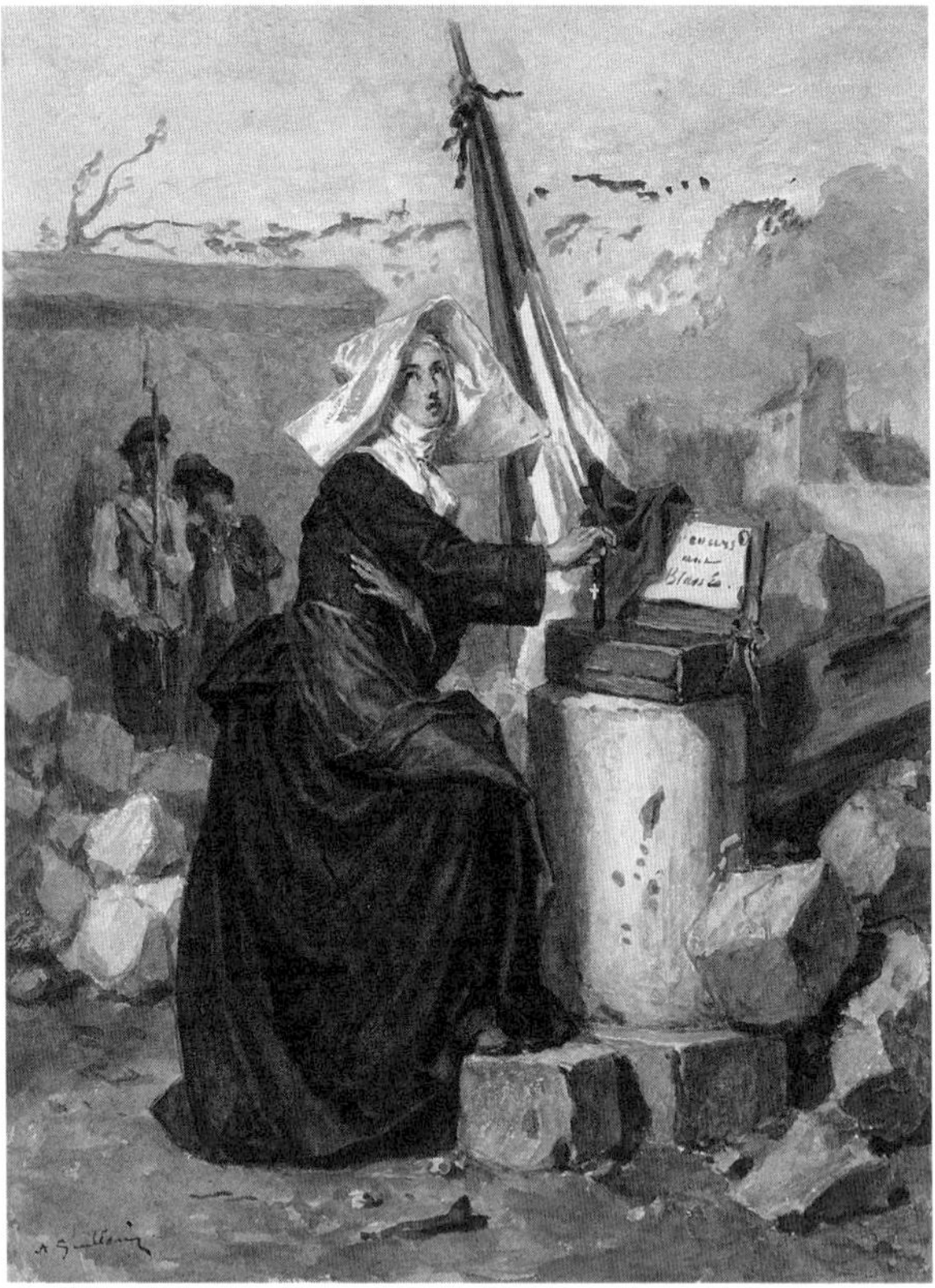

図2｜傷病者の救護を行う愛徳姉妹会のシスター
(Aid for the Wounded (Sister of Charity), by Alexandre-Marie Guillemin, 1865頃, Walters Art Museum)

その後も、病院の管理と看護、慈善施設の管理、訪問介護、学校運営と教師の仕事、監獄での奉仕、捨児院の管理と乳児の世話など、ヴァンサン・ド・ポールとルイーズ・ド・マリヤックの教えに従って多岐にわたる活動をフランス全土に拡げていった（図2）。

フランス革命期の教会財産の没収、修道会解散は愛徳姉妹会も免れることはできず、彼女たちの中から殉教者も出ている。しかし、病院で看護をする修道女のように代わりがきかない仕事の場合は、個人の資格で一般女性の衣服を着て、そのまま奉仕を続けた。

革命期の修道会廃止で、フランスの社会福祉は危機に直面した。そのためナポレオンは福祉にかかわる修道会をフランスに呼び戻し、認可を与えた。愛徳姉妹会もこのときに認可を得ている。ナポレオン失脚後、ブルボン家の王政が復古すると、再びカトリックは国教となり、修道会は増加してゆく。第二帝政期の終わりまでに、特に女子修道会と修道女の数が著しく増加し、その中において愛徳姉妹会はフランスで最も大きな会であり続けた。

愛徳姉妹会は、その後も以前のように病院、施療院などの管理と看護、地区の慈善事業所の業務、貧しい家庭の訪問、孤児院や慈善学校の運営などを行っており、十九世紀には愛徳姉妹会自体も国外への広がりをみせるが、愛徳姉妹会に影響を受けた修道会も国内外で設立されている。[★9] フローレンス・ナイチンゲールは、エジプトやイタリアで愛徳姉妹会のシスターに出会っているのだが、彼女たちの総本部が置かれているのがパリである。

★8　一六四八〜五三年に起きたフランスの貴族による反王権的反乱。内部分裂が原因で鎮圧され、フランス絶対王政が確立した。

★9　例えば、マザー・メアリー・エイケンヘッドが創設したアイルランドの「愛の姉妹会（Religious Sisters of Charity）」がある。

ナイチンゲールのパリ留学計画と実行

ナイチンゲールは一八五二年頃、マニング神父に宛てて手紙を出している。マニングはもともとイングランド国教会の聖職者であったが、この頃改宗して、ローマ・カトリック教会の聖職者となっていた。その手紙にナイチンゲールは、カトリックへの改宗を望み、愛徳姉妹会への思いを綴った。

「カトリック教会が私の居場所であるとご理解いただくことができれば、私は望むものすべてをカトリック教会に見出すことができるでしょう。私の困難はすべて取り去られるのです。(中略) 愛徳姉妹会は、私に腕を広げてくれるでしょう。いえ、すでに腕を広げてくれているのです。そして、そこで私は何を見出すでしょうか。私の仕事です。探し回っても何もみつけられずにいる私の仕事が、すでにそこに用意されています。私の居場所であるカトリック教会は、人と神が共鳴しあうところです[▼3]」。「どうしてすぐにカトリック教会に入信してはならないのでしょう? 私の知るかぎり、真理の最高の形態であり、私にほどくことができないゴルディウス[★10]の結び目を断ち切るものであるのに[▼4]」。

マニングは、このような手紙を受け取っても、ナイチンゲールがカトリックに不向きであると見抜いており、改宗をよしとしなかったため、彼女は生涯、国教会の信徒のままである。しかしマニングは、パリのデジュネット神父に手紙を書き、ナイチンゲールが愛徳姉妹会の施設に入所できるよう便宜をはかった。この施設がメゾン・ド・ラ・プロヴィダンス(Maison de la Providence; 直訳すると「神の摂理の家」)である。ここは、一八二〇年にデジュネットが創設し、管理を愛徳姉妹会が担っていた場所である。

ナイチンゲールはまず、一八五二年秋にメゾン・ド・ラ・プロヴィダンスで学ぶことを計画する。しかし、この年は家族の反対や祖母が病床についたことが重なり、いったんパリ行きは延期となった。翌一八五三年二月三日、従妹と共にモール夫妻★11のもとに滞在する。★12アシスタンス・ピュブリーク★13の許可証を入手し、パリのあらゆる病院、診療所、宗教団体の施設、著名な医師の治療を見学するが、祖母の危篤で帰国する。祖母を看取った後、同年五月三〇日にパリに戻り、メゾン・ド・ラ・プロヴィダンスに入る。しかし、しばらくして麻疹に罹患し、モール家で静養ののち、七月一三日にロンドンに帰国した。▼5

★10 49頁★7を参照。

★11 メアリー・エリザベス・クラーク・モールはパリで文芸サロンを主宰しており、ナイチンゲールは青年期に家族と共にたびたび彼女のサロンを訪れ、親しく交際していた。夫のユリウス・フォン・モールは著名な東洋学者で、ナイチンゲールの思想に多大な影響を与えた。

★12 ナイチンゲールがパリで拠点にしていたモール夫妻の館は、愛徳姉妹会の本部と同じバック通り(rue de Bac)にあった。

★13 アシスタンス・ピュブリーク(Assistance Publique)の主な業務は公的な救貧行政であり、病院、施療院、児童保護、職業学校など多岐にわたる。訳語については研究者により様々でコンセンサスがないため、本稿ではカタカナで表記する。

ナイチンゲールがパリで看護を学んだ環境（図3）

メゾン・ド・ラ・プロヴィダンスは、ウディノー通り五番地にあり、バック通り一四〇番地の愛徳姉妹会本部の敷地に隣接している。また、ナイチンゲールがパリに滞在の折に頼ったモール夫妻の住まいはバック通り一二〇番地であり、非常に近い位置関係にある。

現在、愛徳姉妹会の本部にあるチャペルは、「不思議のメダイの聖母の聖堂」として観光地（カトリック教徒にとっては巡礼地）にもなっており、南側とバック通りを挟んだ向かいにはデパートのボン・マルシェがある。

さて、デジュネット神父は、マニング神父に宛てた手紙で、メゾン・ド・ラ・プロヴィダンスがナイチンゲールにとってどのように魅力的かについて書いている。クックの『ナイチンゲール伝』からその箇所を引用して、周辺施設を探ってみよう。

「二十人の修道女が管理している本部には二百人近い数の孤児が収容され、託児所も設けられている。すぐ隣に老齢者のための病院も付属していて、徒歩十分の場所に総合病院と小児科病院がある。フローレンスは修道志願者の資格で、本部の規則に従いつつ、病人の世話をすることになるだろう。唯一の制限は修道女たちの宿舎に入らないということで、寝食は自分でしなければならない。しかし、修道女たちと共に貧しい人びとを訪ねるのは自由だし、病院や診療所で彼女たちの指示のもとに病人に奉仕することもできる」▼6。

はじめの一文は、メゾン・ド・ラ・プロヴィダンスのことである。次の「すぐ隣の老齢者のための病院」とは、「不治の病の女性のための病院（Hospice des Incurables）」のことであろう。この病院も愛徳姉妹会が管理しており、本部修道院の敷地の南側に位置し、セーブル通りに面している。のちに「ラエンネク病院（Hôpital Laennec de Paris）」と名称を変更する。セーブル通り沿いを南東にしばらく歩くと、「小児科病院（Hôpital des Enfants Malades）」と、総合病院である「ネッケル病院（Hôpital Necker）」があり、この二つは現在統合されて、「ネッケル小児病院（Hôpital Necker-Enfants Malades）」となっている。小児科病院のほうはヴィルヌーヴの聖トマ会が管理していたが、ネッケル病

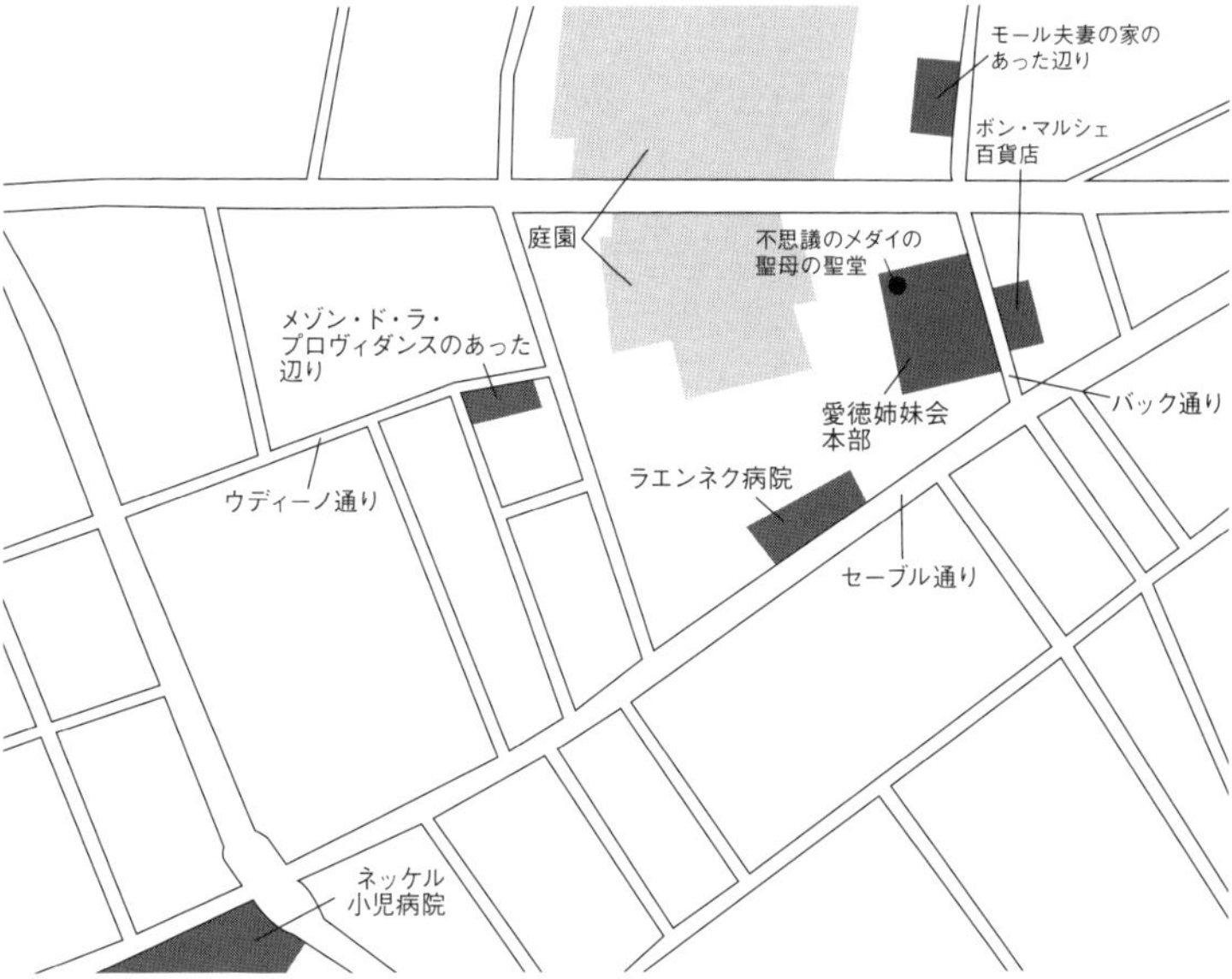

モール夫妻の家の
あった辺り
ボン・マルシェ
百貨店
庭園
不思議のメダイの
聖母の聖堂
メゾン・ド・ラ・
プロヴィダンスのあった
辺り
バック通り
愛徳姉妹会
本部
ラエンネク病院
ウディーノ通り
セーブル通り
ネッケル
小児病院

図3｜ナイチンゲールがパリで看護を学んだ場所の位置関係（推定）　（編集部作成）

院はルイ十六世の財務長官ジャック・ネッケルの夫人であるシュザンヌが設立した当時から、愛徳姉妹会に託されていた。

ナイチンゲールがパリで与えられた場所は、当時看護と病院について学ぶうえで、これ以上ない環境であったといえる。

翌一八五四年、ナイチンゲールはクリミア戦争に従軍する際、その道中パリに寄り、マルセイユ港からトルコに向かっている。パリに寄ったとき、すでにカトリックの修道女をメンバーに抱えているにもかかわらず、パリの愛徳姉妹会のシスターの同行を求めた。結局この願いはかなえられなかったが、▼7 これまでの経緯から、ナイチンゲールが愛徳姉妹会を看護の先駆者とみて、信頼をおいていたことが読み取れる。

引用文献

▼1 de Pistoye, Alphonse-Charles : Règles communes des Filles de la Charité. *La Sœur de Charité*, p.114, Henri Plon, 1863

▼2 Ryan, F. & Rybolt, J.E. (ed.) : *Vincent De Paul and Louise De Marillac : Rules, Conferences, and Writings*, p.167-168, Paulist Press, 1995

▼3 Correspondence with Florence Nightingale, Letter, dated June 30, 1852, Henry Edward Manning Papers (MSS 002), Digital Collections, Pitts Theology Library, Emory University

▼4 Correspondence with Florence Nightingale, Letter, dated July 22, 1852, Henry Edward Manning Papers (MSS 002), Digital Collections, Pitts Theology Library, Emory University

▼5 Cook, Edward T. : *The Life of Florence Nightingale*, Vol.1, p.127-133, Macmillan, 1914

▼6 前掲書5 p.127

▼7 エドワード・クック（中村妙子 訳）：ナイティンゲール―その生涯と思想Ⅰ、二二一～二二二頁、時空出版、一九九三（ゴールドン大尉への手紙、一八六三年五月五日）

朝の思いを大切に
――カイザースヴェルト「母の家」に学ぶ

眞壁 伍郎

眞壁 伍郎　まかべ・ごろう
新潟いのちの電話元理事長、新潟大学名誉教授
一九三六年生まれ。新潟大学人文学部卒業。新潟市役所、長岡工業高等専門学校、新潟大学教養部（ドイツ語）に勤務ののち、看護にひかれて同大学医療技術短期大学部（のちに医学部保健学科）に勤務。退官後、放送大学客員教授などを歴任。
五十数年来、自宅で医療や教育を中心とした読書会のほか、児童文学の勉強会や開設四十年以上になる子どもたちのための家庭文庫「野の花文庫」を開いてきた。
主な著書：『いのちに寄り添うひとへ―看護の原点にあるもの』（日本看護協会出版会）、『わたしはよろこんで歳をとりたい』（訳）（こぐま社）、『自死と教会―いのちの危機にどう応えるのか』（共著）（キリスト新聞社）など。

はじまり

一日のはじまりに何を思うか。今日もまた同じ日の繰り返しと思うか、それともこの新しい日を新しい思いでスタートしようとするか。

一八五〇年の七月末、カイザースヴェルトへやってきたフローレンス・ナイチンゲールが出会ったのは、その毎日毎日を新しい思いで生きようとしている、看護や幼い子の教育に励む若い女性たちの姿でした。しかもその人たちは、決してナイチンゲールのような知識に富み、社会の上層階級に属する人たちではなく、近隣の町や田舎から来たごく普通の女性たちだったのです。

「意味のある仕事」は、その人の教育レベルや社会でのステータスとは関係がない。ど

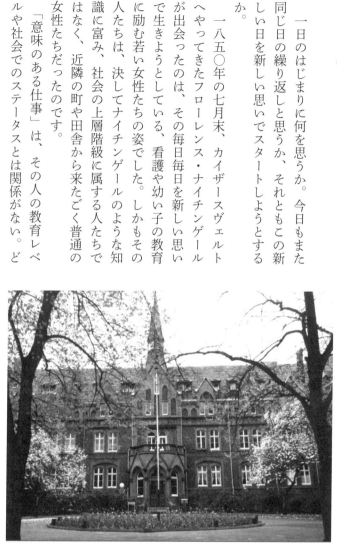

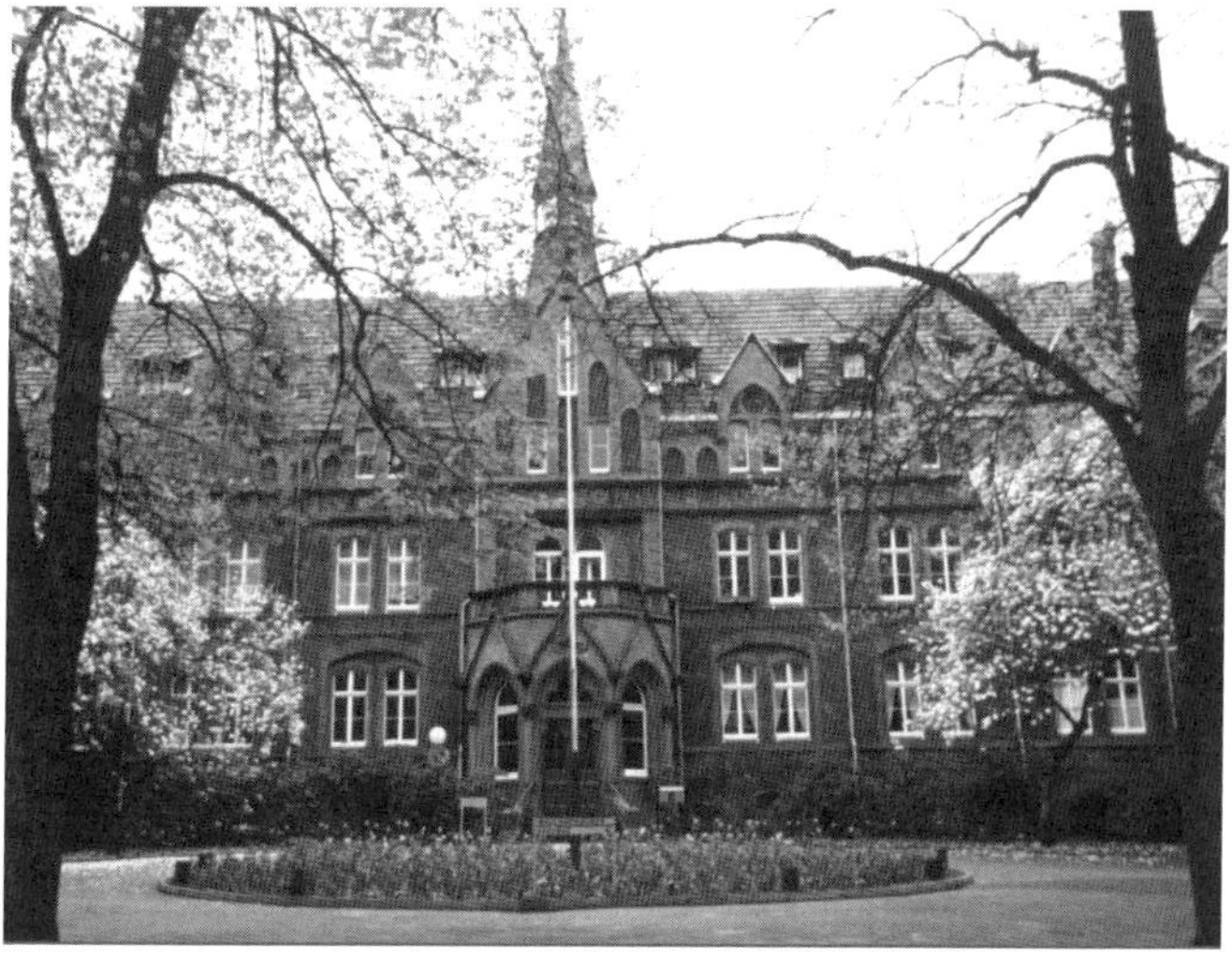

う生きようとするのか、それも一日一日の歩みをどう決断しながら生きるのか、それにすべてかかってといるという、目が開かれるような体験をしたのです。

そして、二週間の滞在ののち、ここカイザースヴェルトのディアコニッセ（ディーコネス：奉仕女）の母の家（Mutterhaus）を去る日、八月一三日の日記に彼女はこう書いたのでした。「もう何ものも自分の心を揺るがすことがないほどに身に勇気を感じて、カイザースヴェルトを去る（Left Kaiserswerth feeling so brave as if nothing could ever vex me again）。」

その後の彼女の歩みは、皆さんがよくご存知のとおりです。クリミヤでのはたらき、ナイチンゲール・スクールの創設、イギリスの看護の改革、人びとの健康のための提言など。近代看護は彼女から始まったといわれるほどたくさんの仕事をして、彼女は一九一〇年八月一三日に亡くなります。ちょうどそれは、彼女がひそかな決意をしてカイザースヴェルトを去ったちょうど六十年目の日でした。

『ナイチンゲール書簡集』から

ナイチンゲールがカイザースヴェルトで体験したことを、次の世代に伝えようとしたと思われるものに、彼女の書簡集があります。『ナイチンゲール書簡集』[▼1]です。その冒頭の二つの手紙が、彼女の思想を知るには特に大切だといわれています。英語版[▼2]では、うまいことにそのページで語られている要点をページごとに欄外の見出しとして掲げています。
第一の書簡はこうです。見出しの後の一段下がった文章は、本文からの引用です。

No End in Learning（学び続ける）
優れた看護婦は何年仕事をつづけていても「私は毎日何かを学んでいます」と言うものなのです。

Pebbles on the Shore（海辺の小石）
偉大な科学者ニュートンが臨終に際して言った言葉「私は自分のことが、まるで大海のかなたのあらゆる不思議を探究しないままに、海辺で少しばかりの小石を拾って遊んでいた子供のように思われる。」

The High Calling（高貴な召命）
教育の仕事は別として、世の中で看護ほどに、その仕事において《自分が何を為しうるか（what we can do)》が、《自分がどのような人間であるか（what we are)》にかかっている職は、ほかにないからです。

Stagnant Water（よどんだ水）
私たちのうちには「よどんだ女性」がいるでしょうか？ 自己満足とよい地位のことしか考えていないような。

Morning Thoughts（朝の思い）
私の生涯で最も助けになったことは、朝目覚めるごとにまず最初に、魂《たましい》で神を仰ぎのぞみなさい、と教え込まれたことです。
Irreligious Hours（信仰心のない時間）
夜寝る前のひとときを、互いの部屋をうろつきまわって噂話にふけって過ごしているようでは。
Inward Discussions（自分ひとりの思案）
互いの間の感情のもつれや皆に対する悪意などであれば、それらを神の前に打ち明けて、まきこまれる前に解決しなさい、と教えられました。

母の家

一八三〇年にテオドール・フリートナー牧師（Theodor Fliedner, 1800-64）とその妻フリーデリケ（Friederike Fliedner, 1800-42）が、ドイツのデュッセルドルフの近くの町、カイザースヴェルトで始めたのが、幼い子どもの教育と看護のための人を養成しようとする「母の家」(Mutterhaus）でした。もとはといえば、刑を犯した少女が出獄しても、家に帰ればまた同じ道を歩むかもしれない。彼女に生きていくための手仕事をもたせたいと、彼ら牧師夫妻の家の庭にある小屋に彼女を引き取り、裁縫（刺繍）を教えようとしたのが始まりでした。そして、フリーデリケが近隣を見ると、病人がなんの手当を受けることもなく放置されている。それを助ける人を養成しようと、ごく普通の少女たちに呼びかけ、母が子を育てるように育てようとしたのが、いわゆる家庭学校のような「母の家」の設立でした。ここで育つ女性たちは、神と人に仕えるという意味で、ディアコニッセ（奉仕女）と呼ばれました。一定の期間ここに寝泊まりし、父母となるべき牧師夫妻を中心とする人たちから、教育と訓練を受けるのです。

わずか二週間でしたが、ナイチンゲールはここで訓練生とディアコニッセとなった人たちと同じ日常の歩みを経験します。早朝に起きて、聖書を読み、祈ることから始まる一日です。そして、それぞれ学ぶ者は学び、働く者は、神が意味のある仕事とされた看護や保育の仕事にあたります。夕べもまたその日一日を感謝して、眠りにつきます。

ただこれを繰り返すだけですが、常に問われるのは、はじめの志を持ち続けているかどうかと、

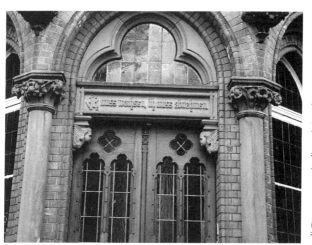

そのための修練に怠りはないかどうかでした。
ナイチンゲールの処女作『カイゼルスウェルト学園によせて』▼3を読むと、ここで彼女が見聞きし、体験したことがつぶさに記されています。今から百七十年以上も前のことですから、建物も運営の機構もまったく変わってきているのはもちろんです。ただ、変わらないと思われるのは、日ごと心を高くあげて神を仰ぐことと、病む人や困っている人を助けたいという隣人愛のあつい思いです。
なお、ナイチンゲールはその翌年、一八五一年に再度、正規の訓練生として三か月間、ここに来ることになります。

わが名誉ではなく

母の家正面の扉の上に、フリートナーが生涯のモットーとした言葉が刻まれています。

あの方は必ず栄え、私は衰える。（Er muss wachsen, ich aber muss abnehmen.）
（ヨハネによる福音書 三章、新共同訳、日本聖書協会）

イエスの先駆者ヨハネが、イエスについて語った言葉です。「迷った子羊一匹のためにいのちを捧げるイエスにこそ栄えあれ、自分は姿を消していっていいのだ」というヨハネの決意を表しています。求めるのは自分の名誉や業績ではありません。書かれているドイツ語の「abnehmen」は、月が徐々に姿を消していくときなどに使われる言葉です。「わが詩いよいよつたなくあれ、キリストの栄え日ごとに大きくあれ」と詠った日本の詩人、八木重吉の思いに通じる祈りです。

ナイチンゲールはいったいどんな宗教観をもっていたのか、と議論されることが多々あります。そのことについて、クリミヤで、あるアイルランド人が「彼女は今ではめずらしい善きサマリア人派です」と評したといいます。実際、これ以上の適切な言葉はないようです。そして、この善きサマリア人に見習うことは、カ

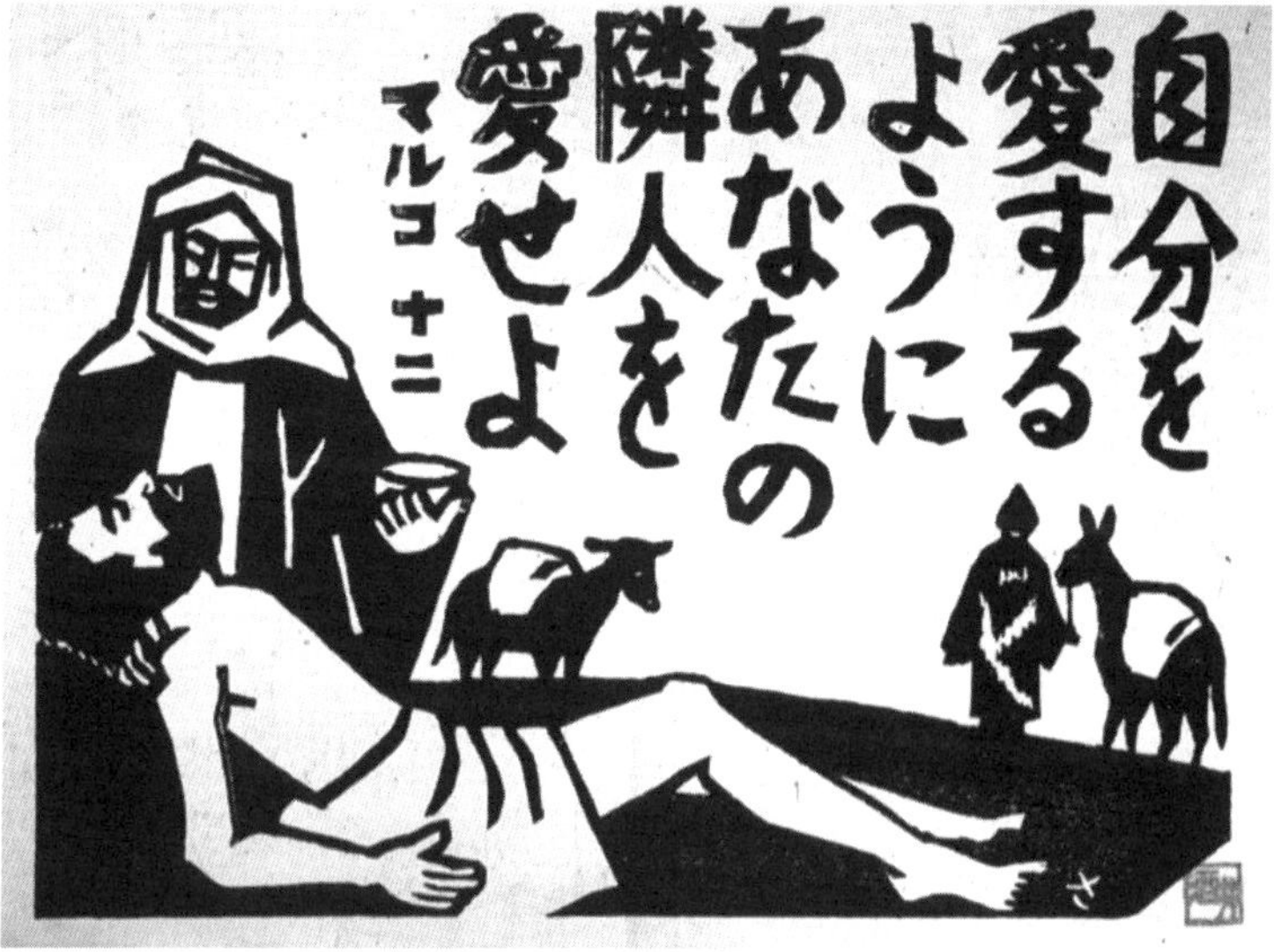
自分を愛するようにあなたの隣人を愛せよ
マルコ 十二

（酒井幸男氏 作）

イザースヴェルトの母の家を導いたフリートナー夫妻の心からの願いでした。

善きサマリア人の話は、イエス自身が語ったたとえ話です。あらすじはこうです。

ある律法学者がイエスを試そうとして言います。「先生、何をしたら、永遠の命を受け継ぐことができるでしょうか。」それは、「神を愛することと、隣人を自分のように愛すること」でした。すると律法学者は、それでは隣人とは誰のことかとイエスに尋ねます。そこでイエスが語るたとえ話がこうでした。

「ある人がエルサレムからエリコへ下って行く途中、追い剝ぎに襲われた。追い剝ぎたちはその人の服を剝ぎ取り、殴りつけ、瀕死の状態にして逃げ去った。ある祭司がたまたまその道を下って来たが、その人を見ると、反対側を通って行った。同じように、レビ人もその場所にやって来たが、その人を見ると、反対側を通って行った。ところが、旅をしていたあるサマリア人は、その場所に来ると、その人を見て気の毒に思い、近寄って傷にオリーブ油とぶどう酒を注ぎ、包帯をして、自分の家畜に乗せ、宿屋に連れて行って介抱した。そして、翌日になると、デナリオン銀貨二枚を取り出し、宿屋の主人に渡して言った。『この人を介抱してください。費用がもっとかかったら、帰りがけに払います。』この三人の中で、誰が追い剝ぎに襲われた人の隣人になったと思うか。」

律法の専門家は言った。「その人に憐れみをかけた人です。」イエスは言われた。「行っ

て、あなたも同じようにしなさい。」（新約聖書ルカによる福音書 十章、新共同訳、日本聖書協会）

救いを告げる鳩となって

自分たちもこのサマリア人に見習おうと、ディアコニッセたちは町や村に、のちには海外にまでも出かけ、救いや援助を必要としている人のために働きました。その派遣に際して、フリートナーは、イエスが弟子たちを派遣したときの言葉をそのまま用いました。

父が私をお遣わしになったように、私もあなたがたを遣わす。（Gleich wie mich der Vater gesandt hat, so sende ich euch）

そして、これを示したプレートには、オリーブの枝を口にくわえた鳩の姿が添えられました。これは旧約聖書創世記のノアの箱舟の物語に由来するものです。悪に染

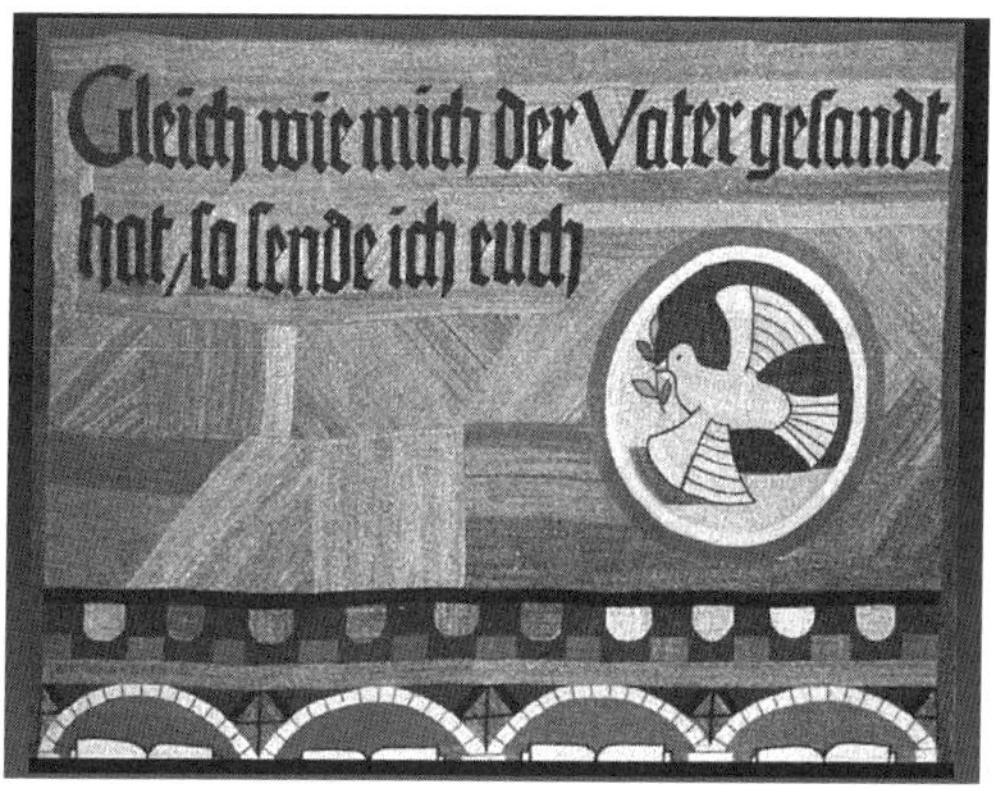

まったこの世をいったん全部滅ぼして、また新たな世界の始まりをノアに託そうと、神は洪水でこの世の再生をはかります。すべてが水に沈み、やがて水が引いたところで、ノアが放った鳩がオリーブの若葉を口にくわえて帰ってきたのです。救いの希望の到来でした。

フリートナーは、これをディアコニッセたちの生きる指針とします。悲惨のあるところ希望を失ったところに、あなたがたは出かけていって、救いと希望を告げよ、というのです。

働きに働き続けて、フリートナーの妻フリーデリケは、一九四二年にわずか四十二歳で亡くなります。その墓には、天に向かう鳩の姿が刻まれています。地上の働きを終えて、皆、天に帰るのです。ナイチンゲールもこれをきっと見たはずです。フリーデリケの遺児ルイーゼとは、とても親しい仲だったのです。

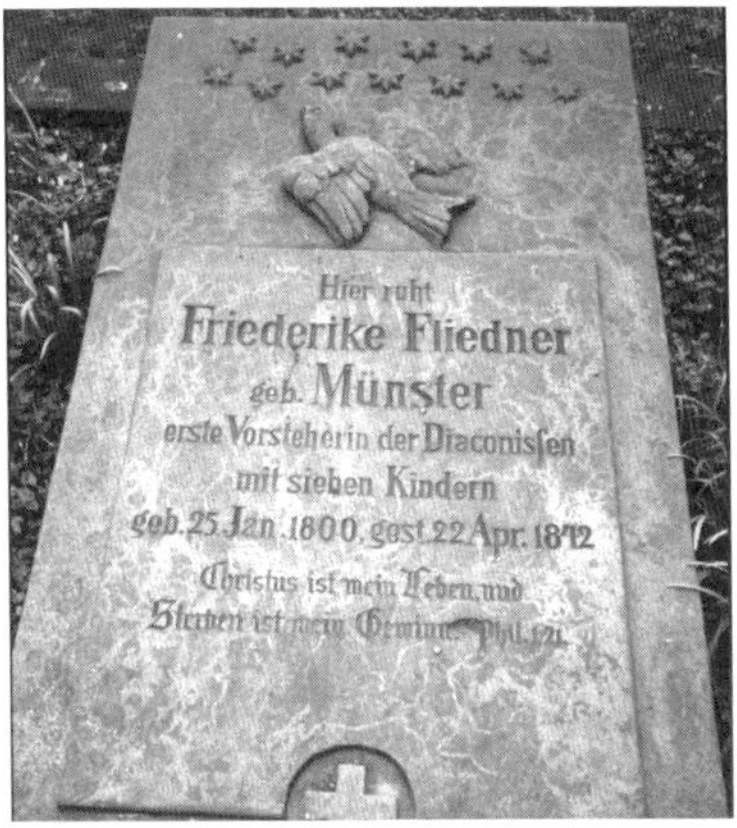
Hier ruht
Friederike Fliedner
geb. Münster
erste Vorsteherin der Diaconissen
mit sieben Kindern
geb. 25 Jan. 1800. gest. 22 Apr. 1842
Christus ist mein Leben, und
Sterben ist mein Gewinn. Phil. 1,21.

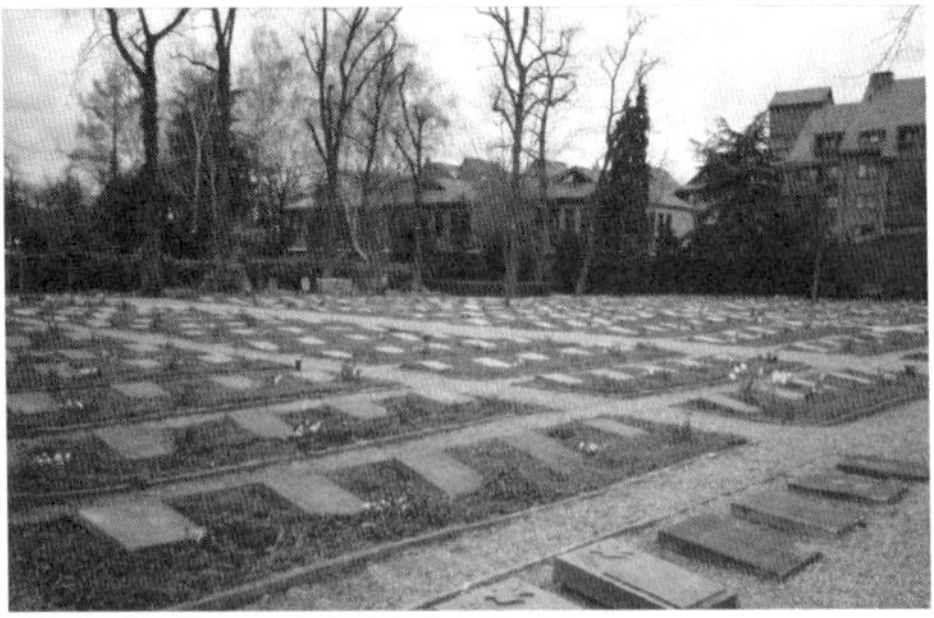

ディアコニッセたちの生涯は、この鳩に象徴されます。何百と並んだ彼女たちの墓には、

皆同じように天に帰る鳩の姿が刻まれ、名前と生死の年月だけが記されています。余計なことをいっさい刻ませなかった、ナイチンゲールの墓を思い出させます。

こころを高くあげ、聖書の言葉と祈りを朝の思いとして、一日一日を精一杯に生きる。この単純なことを、今でもカイザースヴェルトの諸施設は大切にしているはずです。母の家を維持するための資金難から、母の家は今はホテルとして宿泊できるようになりました。木々に囲まれた静かなところで、そこから始まったナイチンゲールの看護の歩みを静かに思い巡らすのも、単なる観光以上のものを皆さんにもたらしてくれるはずです。なおここには、ドイツで唯一という「看護博物館（Pflegemuseum Kaiserswerth）」が設けられています。

引用文献

▼1　フロレンス・ナイチンゲール（湯槇ますほか 編訳）：新訳ナイチンゲール書簡集―看護婦と見習生への書簡、現代社、一九七七

▼2　Florence Nightingale to Her Nurses, Macmillan, 1914

▼3　フロレンス・ナイチンゲール（田村真、薄井坦子 訳）：カイゼルスウェルト学園によせて．ナイチンゲール著作集第一巻、三一〜三四頁、現代社、一九七五

参考文献

▼　Sticker, Anna : Florence Nightingale und Kaiserswerth, Diakoniewerk Kaiserswerth, 1973

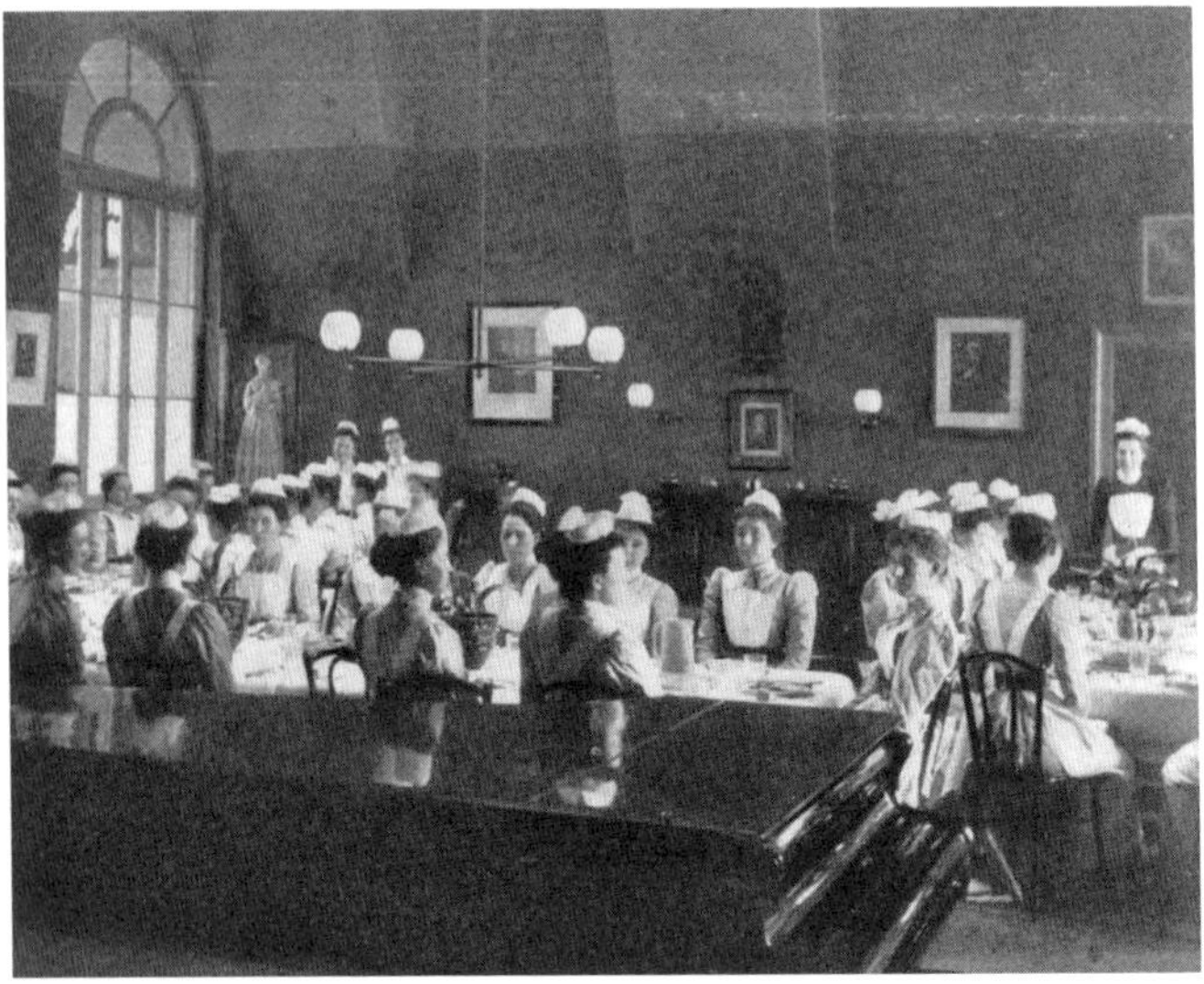

ナイチンゲール看護師養成学校の様子　（Wellcome Library）

ナイチンゲール基金と看護師養成学校

ナイチンゲールのクリミア戦争での献身に対する国民の感謝の気持ちとして、看護師を訓練し、その生活を支えるための施設を設立することを目的に、1856年、ナイチンゲール基金が設立された。これはイギリスが国家として関与した最初の募金事業で、全国民、全宗派に寄付が呼びかけられた。

当時のイギリスは、国教会のほかにもカトリックやプロテスタントなど多くの宗派が存在していた。貧しい人びとへの看護奉仕活動は、カトリックの女子修道院シスターや国教会高教会派の修女会、プロテスタントのディーコネス会などをはじめ様々な宗教的組織が行っていたが、ナイチンゲール基金に寄付をする者は、自らが寄付したお金が自身の宗教と対立関係にある宗派のために使われることをよしとしなかった。

ナイチンゲールは看護学校設立にあたり、この基金はいろいろな宗派の人からの寄付が元手となっているので、学校は「神学上の非難」を受けるような性質のものであってはならず、わずかでも宗派的な偏りがあればこの試みは失敗するに違いない、と考えた。看護師が善良であり、仕事に精勤するのであれば、宗派は無関係であるというナイチンゲールの考えは、クリミア看護婦人団メンバーに対する彼女の評価にも現れている。ナイチンゲール看護師養成学校は1860年に開校した。ナイチンゲールは学生の信仰心を育む教育を行ったが、学校自体は特定の宗派とのかかわりはもたなかった。

（平尾真智子）

法則に向ける眼差し

――『思索への示唆／真理の探究』から読み解く思想

大北 全俊

大北 全俊　おおきた・たけとし

東北大学大学院医学系研究科公衆衛生学専攻公共健康医学講座医療倫理学分野准教授。専門は哲学、倫理学、医療倫理学

一九七四年 大阪府生まれ。二〇〇二年 大阪大学大学院文学研究科博士課程後期単位取得退学。二〇〇四年 同博士号取得。大阪大学大学院文学研究科臨床哲学研究室助教等を経て現職。

主な著書：『新型コロナウイルス感染症と人類学』（共著）（水声社）、『実践する科学の倫理―医の倫理、理工・AIの倫理』（共著）（社会評論社）、『倫理的に考える医療の論点』（共編著）（日本看護協会出版会）など。

法則への眼差し

空港のゲートに先ほど着陸した飛行機が近づいてきて、所定の位置に正確に止まる。中から乗客が降りてくるとともに荷物も運び出される。そして、予定時刻に間に合うように次の搭乗の準備が進められる。こうして今の私たちは、数百キロメートルから、時に国を超えた移動をごく短時間のうちに、そしておおよそ正確に、命をかけるということもなく当然のように行う。

このような営みが可能であるのも、まずそこに揺るぎない自然法則があるからである。重く巨大な金属の塊（近年はカーボン素材に変わりつつあるらしい）も、一定の速度を超えて移動すれば、そして適切な設計と作成、そして整備がなされた機体であれば、想定どおりに離陸し、安全に空を飛び続ける。こうして世界中で多くの飛行機が飛び交っている。この原稿を執筆している二〇二一年の夏は、新型コロナウイルスの影響で航空機の運行は減少しているが、以前であれば一日に二十二万五千回を超えた日もあるという。[1] これだけの数の飛行を正確かつ安全に世界中で営むためには、ただ金属の塊が飛ぶというだけではない、物や人の諸関係を適切に管理し、動かしていくことが求められる。自然法則ほど厳格ではないとしても、ここにも一定の法則に基づくシステムが求められる。そこには、人はミスを犯すといったヒューマン・エラーの傾向性まで織り込まれている。

これまで多くの試行錯誤を重ね、少なくない人びとが犠牲となりながら、人類が法則に忠実に従うことで手にすることのできた一つの自由——そのように航空産業を記述することができるだろう。思えば、私たちの日常生活のあらゆることは、諸法則に忠実に従うことで得られる自由の数々ともいえる。料理の味つけや歯応え、いかに曇りなくガラス窓を掃除できるかということに至るまで、法則への服従が問われている。私の磨くガラス窓にどうしても曇りが残るなら、それは私が未だ法則を見出すことができずにいるためである。

フローレンス・ナイチンゲールの思想の核となるものは、このような日々の生活や仕事を通して法則に目を向け、真理を探究すること、「真の宗教的信仰を通しての人類の現実的な進歩」を求めること、[▼2・3] そのように総括することができる。

『思索への示唆／真理の探究』について

『思索への示唆』あるいは『真理の探究』とも呼ばれる著作は、原題を『イングランドの職人で真理を探究する人たちに向けた思索への示唆』といい、全三巻からなる。その膨大さゆえ一般には、マイケル・D・カラブリアらによって編纂された抜粋版『真理の探究』[▼4・5]や、第二巻に収められている『カサンドラ』というエッセイのみ抜き出して読まれることが多い。[★1]

『思索への示唆／真理の探究』の成り立ちや構造については複雑なところもあり、詳しくは抜粋版『真理の探究』の解説などを参照していただければと思うが、執筆の時期はおそらく一八五〇年代前半で、その後ナイチンゲールはクリミア戦争に向かい（一八五四～五六年）、帰国後に『看護覚え書き』（一八五九／六〇年）の執筆と並行して当該書籍の推敲を重ね、一八六〇年頃に私家版として六部だけ印刷した。ジョン・スチュアート・ミル★2などごく限られた知人に配布したらしい▼6。

『思索への示唆／真理の探究』の原題が示すように、本書は産業革命を経た職人に向けて、「神が私たちに与えてくださったその能力を用いて、ともに真理の探究に加わるよう求める」▼7ために執筆されている。結局のところ呼びかける対象の職人たちには届けられず、また知人のアドバイスを受け入れ、より広い読者を対象とするように変更されたようだが▼8、「生活と仕事のなかに真理をあらわす神▼9」について説くナイチンゲールにとって、仕事・労働（work）という文脈を離れて、真理の探究、そして神への信仰を語ることは無意味であった。それゆえ、『思索への示唆／真理の探究』で記述された思想／信仰は、同時期の『看護覚え書き』に看護の文脈に置き換えてより実践的に記述されているといってよいだろう。『思索への示唆／真理の探究』では、世界を統治する自然の法則に目を向けると、その中になんらかの目

★1　本論稿も、抜粋版『真理の探究』および『ナイチンゲール著作集 第三巻』（引用文献▼2）に収められている『思索への示唆』の抜粋に基づいて執筆しており、全巻の読解に基づくものではないことをお断りしておく。

★2　John Stuart Mill（1806-73）イギリスの著名な哲学者で、主に功利主義の立場に立つ。主著として『自由論』などがある。

的と意志の存在を見出さざるを得ない、とナイチンゲールは記述する。[★3]「法則とは神の意思にほかなりません」[▼10]。このようなナイチンゲールの思想／信仰は、『看護覚え書き』の冒頭に提示された次のような一般原則に凝縮されている。

まず次のことを一般原則として認めることからはじめようか——すべての病気はその経過のいずれかの時点において概して回復作用（a reparative process）であり、必ずしも苦しみを伴わない。それは、何週間、何カ月、時によっては何年も前に起きていながら気づかれないでいた病毒あるいは衰弱の作用を修復しようとする自然の努力（an effort of nature）であり、その病気の終結は、それまでの作用が進行していたその頃に、すでに決められている。[▼11]

病気という仕方で現れるところの自然の癒すはたらきそのもの、つまりは法則を注意深い観察により見出し、その法則に従う、あるいは邪魔をしない、ということがナイチンゲールの看護論の骨子である。回復と訳される「reparative」という用語には「賠償」「償い」という意味も含まれており、自然のはたらきという法則性に、なんらかの目的、意志が読み込まれている。

★3　例えば、『思索への示唆』（引用文献▼2では一六五頁［引用文献▼3ではp.22］）があげられる。

法則に忠実になることと、無力であることの受け入れ

飛行機が空を飛ぶことから日常生活の細々とした営みに至るまで法則に基づいているということを、おそらくは誰も否定はしないだろう。しかし、常にそのように身のまわりに注意を向け、法則に関心を向け続けるということは、それほど容易なことではないようにも思われる。『看護覚え書き』では、このような法則への注意深い観察によって看護は成り立っていると記述しているが、同時に、そのような注意深い観察がまさに習慣として身につくか否かは、その人にとって看護が天職(calling)であるか否かによる、とナイチンゲールは論じる。▼12 努力や心がけだけではどうにもならない。

『思索への示

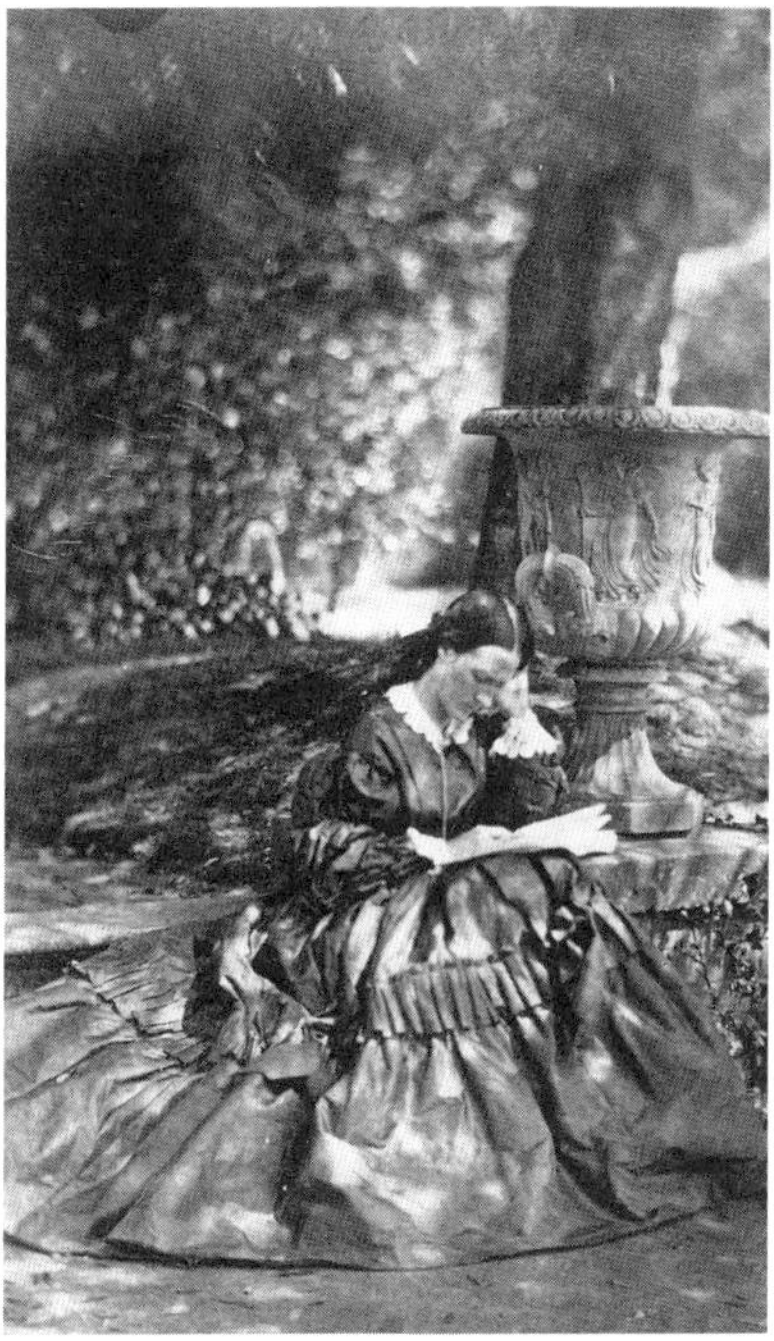

クリミア帰還から間もない時期にエンブリー邸で撮影されたナイチンゲールの写真（1858年）
Lynn McDonald 編『Florence Nightingale's Suggestions for Thought』（Wilfrid Laurier University Press, 2008）の表紙にも使用されている。
（Photography by William Slater / Florence Nightingale Museum）

唆／真理の探究』に戻ると、このような法則への眼差しは、人間の意志なるものへの懐疑へとつながる。我々にとって最も致命的な迷信は、「意志を働かせれば、過去の過ちはすべて正され、未来の善はすべて守られるという迷信[13]」であるという。そして、次のような興味深い記述につながる。

大酒飲みが普通、どんな道をたどるか考えてみましょう。良心の力や気分によって、あるいは何らかの動機から、いったんは禁酒するかもしれません。しかし彼の体の状態が刺激に馴れてしまっているため、二十四時間後には十二時間後よりもさらに強く刺激を欲するでしょう。私たちは、自身のことであれ、誰か他の人のことであれ、働きかけようとする物事の本質全体を考慮しなければなりません。おそらく、それ自体が法則をもつ神経や精神状態が、習慣化した刺激を求めて激しい苦痛を感じている状態であるのに、良心に訴えかけるだけでは充分ではないのです。（中略）道徳的な回復の科学は、少なくとも身体的な回復の科学と同じくらい複雑で難解なのです。[14]

ナイチンゲールの洞察は、修正が必要なところはあるとしても、依存症を犯罪や道徳の問題としてではなく、医療ケアの問題としてとらえるべきだという現在の依存症をめぐる科学的な知見と通じるものがある。[15] これは、ナイチンゲールの思想の先進性を示すものというよりも、徹底して法則に注意を向け、そして法則を前にして自身の無力さを受け入れた場合に必然的に導き出される洞察と思われる。

人間は何一つできませんが、受け取ること（receive）だけはできるのです。[16]

アルコール依存症の自助グループ、アルコホーリクス・アノニマス（Alcoholics Anonymous：AAと呼ばれる）で採用されている「十二のステップ」と呼ばれるプログラムがある。一番目のステップとして依存症となった私たちはアルコールに無力であることを認めることから始め、続いて自身を超えた大きな力が健康な心を戻すことを信じ、そして意志と生き方を神の配慮に委ねることへと続く。[17] このようなプログラムについて、國分功一郎[★4]と熊谷晋一郎[★5]は対談の中で、「意志を持って、能動的に自分の人生をコントロールしていくという、これまでのライフスタイルから降りることが回復への入り口である」と記述している。[18] ナイチンゲールの法則および人間の意志をめぐる思考と相通じるものがあるといってよいだろう。そして、このようなプログラムを受け入れることがそう容易ではないことは、依存症の回復の難しさや、意志の弱さの問題として未だ依存症へのバッシングが横行する日本の社会をみれば明らかであるだろう。いざとなれば自らの意志によって人はなんとかなるという信仰（ナイチン

★4 スピノザなど西洋思想の研究者。主著に『中動態の世界―意思と責任の考古学』（医学書院、二〇一七）など。
★5 小児科医。自身も小児麻痺の障害をもち、当事者研究を専門とする。主著に『リハビリの夜』（医学書院、二〇〇九）など。

ゲールに言わせれば迷信）は根強く、そのような信仰にすがるというのも人としての傾向性あるいは法則といえるかもしれない。★6

信仰への呼びかけについて

あくまで推測の域を出ないが、ナイチンゲールが上記のような法則への眼差しや無力さの受け入れ、そして神への信仰に至ったということについては、自身の抑圧された境遇と無関係ではないように思われる。『思索への示唆／真理の探究』が執筆されていた時期は、クリミア戦争に向かう前で、ナイチンゲールは看護など社会の中で意義ある活動を行うことを「召命」として強く望んでいたが、母親を中心に周囲から強く反対され、鬱屈した日々を過ごしていた。それはナイチンゲール一人のおかれた境遇ではなく、ヴィクトリア朝を生きる女性に強いられていたものであり、その抑圧的な状況については『カサンドラ』▼20に詳しい。自身の意志ではどうにもならないその境遇は、女性として誕生するキリストの姿に模して記述されている。

キリストが女性として生まれたら、偉大な不満家以外の道しかなかったのではないでしょうか。厭世家に平安あれ▼21！

しかしながら、ヴィクトリア朝のイングランドに生きる人物として、おそらくは世界の最先端に存在しているという自負、はたから見るならば傲慢さを、ナイチンゲールは持ち合わせてはいなかっただろうか。「個人や国家の能力が高ければ高いほど、神の概念は高くなりより完全に近づくということも明らかである」▼22と、人類の発展とともに神への信仰の統一と確定の可能性をためらいなく論じる姿を、私は手放しに肯定することはできない。ナイチンゲールが生存していた時代から百年以上が経ち、その間に二度の世界大戦があった。科学技術の進展は、同時に、人類そのものを破滅させかねない兵器や環境問題をもたらした。航空産業の誕生と発展は、得難い自由を人類にもたらしたとともに、兵器への活用と環境負荷という仕方で人類を脅かす側面ももつ。

『思索への示唆／真理の探究』は、世界を無味乾燥な機械仕掛けとしてではなく、善なる神の意志の表れと見るように当時のイングランドの職人たちを誘うことを目的としていた。産業革命後の過酷な労働に従事し、容赦ない物質の抵抗にさらされているがゆえに、安易に奇跡やそれまでのキリスト教を信じられなくなっていた人たち、無神論に傾倒する人たちを

★6　ちなみに、人の意志の位置づけの違いは、「責任」とは何かということのとらえ方の違いにもつながってくる。ナイチンゲールは、「「責任をもつ（in charge）」とは、あなた自身が適切な処置をとるだけではなく、他の誰もがそうするよう見届ける（see）こと」（引用文献▼19）と記述する。法則に従い、なされるべきことがなされなければならないのであって、誰がどのような心がけでどこまで行ったかということは重要ではない。

信仰へと、世界への信頼の方向へと向き直すよう呼びかけることがその目的とされている[23]。しかし、法則を通して、慈悲深い立法者である神の存在を見出すというその信仰に、ナイチンゲールはなんらかの「現実的な利益（practical benefit）[24]」が付随する可能性を説く。無神論者であるよりも、より利益につながると考えたがゆえの信仰の呼びかけとまでいえば、それはナイチンゲールの思想を大きく読み誤っているかもしれないが、しかし、法則をもって神の意志とまで位置づける語りの道筋はやや拙速にすぎるようにも思われる。このような呼びかけが当時のイングランドの職人になされたとして、どれだけ信仰へと向きが変えられただろうか。

　これもまったく根拠のない推測であるが、執筆に相当なエネルギーを費やしながらも

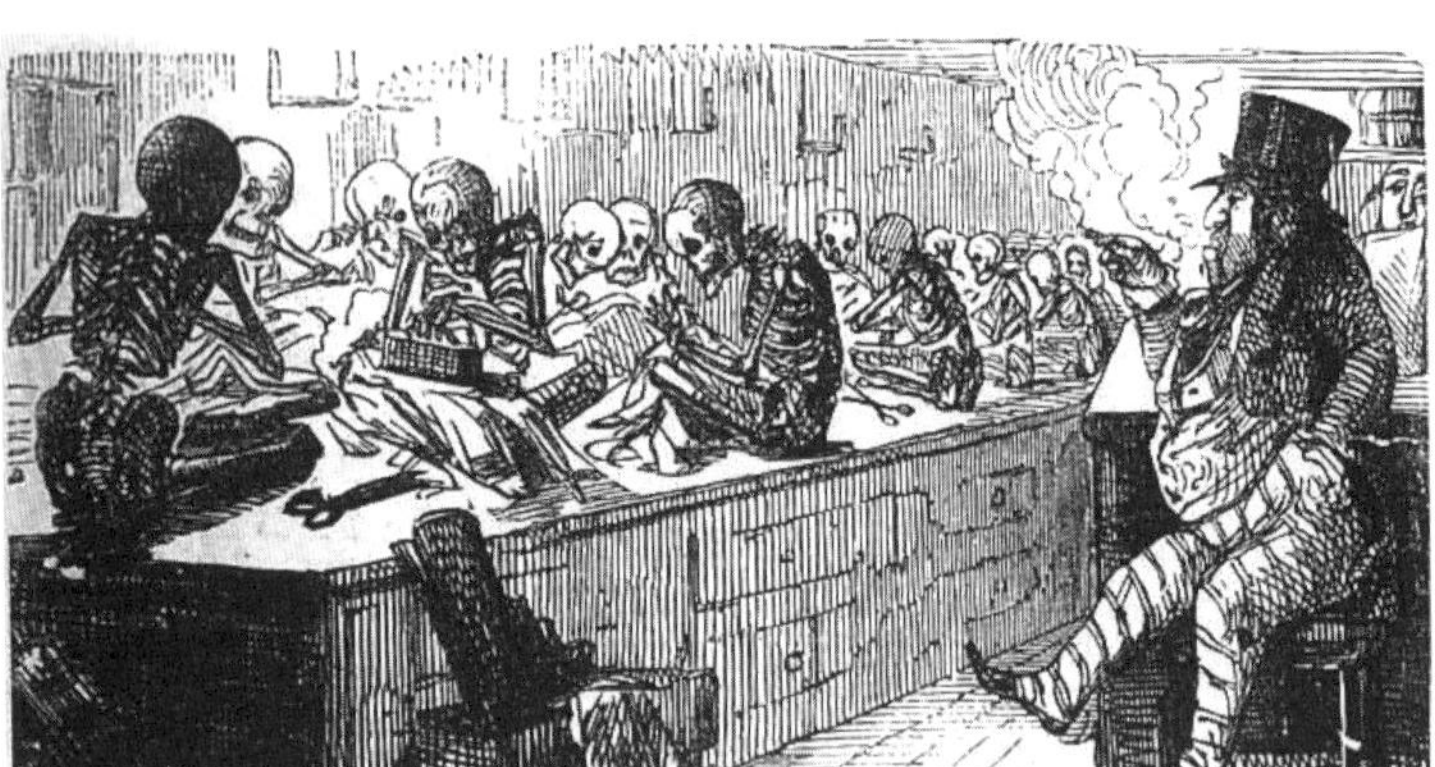

ジョン・リーチ「安物の服」
狭い場所に密集して座り休憩している骸骨姿の工場の労働者集団と、身なりのよいでっぷりと太った工場のオーナー。労働者は１日中「働け、働け」と追い立てられ、疲れ切っている。産業革命により、富める者と貧しい者の格差がいっそう広がった。
("Bubbles of the Year.—Cheap Clothing" by John Leech from Punch, or the London Charivari, 1845)

私家版に留め、当該書籍を世に問わなかった理由の一つに、信仰への呼びかけの真正さにナイチンゲール自身も確信がもてなかったというところもあったのではないだろうか。安易に神の意志や計画を見出すように誘われるよりも、むしろ、無機質な機械仕掛けとして法則やその必然性に目を向け続けることこそが、神との接触への導きとなるかもしれない。[25]

引用文献

▼1 Flightradar24 二〇一九年七月二五日のツイート
https://twitter.com/flightradar24/status/1154399755075751936（二〇二一年七月三〇日アクセス）
▼2 フロレンス・ナイチンゲール（薄井坦子 訳）：思索への示唆．ナイチンゲール著作集 第三巻（湯槇ます 監修）、一八〇頁、現代社、一九七七
▼3 Nightingale, Florence (Poovey, M. ed.) : *Cassandra and Other Selections from Suggestions for Thought*, p.34, Taylor & Francis, 1991
▼4 マイケル・D・カラブリアほか 編著（小林章夫 監訳）：フロレンス・ナイチンゲール 真理の探究―抜粋と注解、うぶすな書院、二〇〇五
▼5 Calabria, M.D. & Macrae, J.A. (ed.) : *Suggestions for Thought by Florence Nightingale: Selections and Commentaries*, University of Pennsylvania Press, 1994
▼6 前掲書4、解説．四七～四九頁
▼7 前掲書4、六七頁／前掲書5 Dedication
▼8 前掲書4、解説．四九～五〇頁
▼9 前掲書2、一七五頁／前掲書3 p.30
▼10 前掲書4、一三二頁／前掲書5 p.35
▼11 フロレンス・ナイティンゲール（小玉香津子、尾田葉子 訳）：看護覚え書き―本当の看護とそうでない看護、一頁、日本看護協会出版会、二〇一九

▼12 前掲書11、一三五頁
▼13 前掲書4、三〇二頁／前掲書5 p.122
▼14 前掲書4、三〇二〜三〇三頁／前掲書5 p.123
▼15 松本俊彦：薬物依存症、筑摩書房、二〇一八
▼16 前掲書4、二九三頁／前掲書5 p.117
▼17 AA日本ゼネラルサービス：AA12のステップ https://aajapan.org/12steps/（二〇二一年七月三〇日アクセス）
▼18 國分功一郎、熊谷晋一郎：〈責任〉の生成：中動態と当事者研究、一三六頁、新曜社、二〇二〇
▼19 前掲書11、四四頁
▼20 フローレンス・ナイチンゲール（木村正子 訳）：カサンドラ—ヴィクトリア朝の理想的女性像への反逆、日本看護協会出版会、二〇二一
▼21 前掲書4、二八四頁／前掲書5 p.113
▼22 前掲書2、一五五頁／前掲書3 p.14
▼23 前掲書4、二九九頁／前掲書5 p.121
▼24 前掲書2、一六七頁／前掲書3 p.24
▼25 シモーヌ・ヴェイユ（今村純子 訳）：神への暗々裏の愛の諸形態：神を待ちのぞむ、河出書房新社、二〇二〇

［コラム］

人の心を支える「食」

伊藤 幸史

伊藤 幸史　いとう・こうし
カトリック司祭（神父）
一九六六年愛知県生まれ。一九九〇年カトリック神学院入学。一九九六年に東京教区司祭となる。二〇〇六年、研修休暇を活用し「アジア学院」（アジア農村指導者養成専門学校）へ入学、卒業。以後、食・農と心の癒しのかかわりに関心をもつ。二〇〇七年からカトリック神学院養成者。二〇一三年、新潟へ出向。NPO法人「共働学舎」において、様々な障がいをもつ人びとからなる農業共同体での研修を行う。現在は糸魚川市と柏崎市にある二つの教会を担当している。また、古民家を改修した心の癒しの場「信州風の家」も主宰。

現代社会の心の闇である自己否定感

少し変わった角度から話を始めたいと思う。現代社会を覆う「心の闇」を考えるときに私の心にまず思い浮かぶのは、最近話題となっている薬物依存症という病気の問題である。この薬物依存症からの回復を目指すリハビリテーションセンターとして「ダルク」という組織があるのをご存知だろうか。ここは今から約三十五年前に開設された民間の施設だが、現在その活動は全国に広がっている。さて、このダルクに開設当初から深くかかわった人物の一人に、故ロイ・アッセンハイマー神父というアメリカ人宣教師がいる。このロイ神父がダルクに関する本の中で、次のように述べているのだ。「自分を大切だと思う意識の低い者が薬に溺れる」[1]。つまり、薬物依存症になる大きな原因の一つとして、自分を受け入れられず大切に思えない感情、すなわち「自己否定感」が存在するというのである。言い換えれば、薬物に溺れてしまう人は表面的には立派に振る舞っていても、心の底ではいつも「自分なんかダメだ、どうしようもない」と、無意識のうちに強烈に自分を否定している人が多い。それはあたかも、見えない「自己否定の刃」で自分の胸（心）をグサグサと刺し続けているようなものだろう。当然それは苦しく、つらい。そしてその苦しみから、薬物をやっているときだけ救われる。そのため、社会生活が成り立たなくなるほど薬物に溺れてしまう。

ところで、こうした依存症という病気は薬物だけではない。ご存知のようにアルコールやギャンブル、人に対する性的依存、最近ではスマホなどに対する依存症もある。摂食障害も食べ物に執着するという点では、なんらかのつながりがあるのではなかろうか。これら病的依存の要因の一つにも、「自己否定の刃」があげられると私は考えている。つまり「自己否定の刃」の苦しみから救われるのは、彼らにとって上記のような○○をしているときだけ。そのときだけ、自分が受け入れられ、肯定され満たされているような気持ちになることができるのだ。だから社会生活が成り立たないほど、彼らは溺れていってしまうと考えられるのである。

さらに、この心の底の「自己否定の刃」は、ほかにも様々な問題を引き起こしている可能性がある。**図1**に表したように、その刃が「自分へ向かう型」と「他者へ向かう型」を考えてみれば、自殺（自死）、無気力、リストカット、いじめ、暴力、性非行等々の背後にも、目に見えぬ「自己否定の刃」は潜んでいると思われる。そして最近、こうした自己否定感に悩んでいる子ども（大人）が増えていると私は危惧している。これが、「自己否定感」こそ、現代社会の心の闇の最たるものの一つと私が考える理由である。

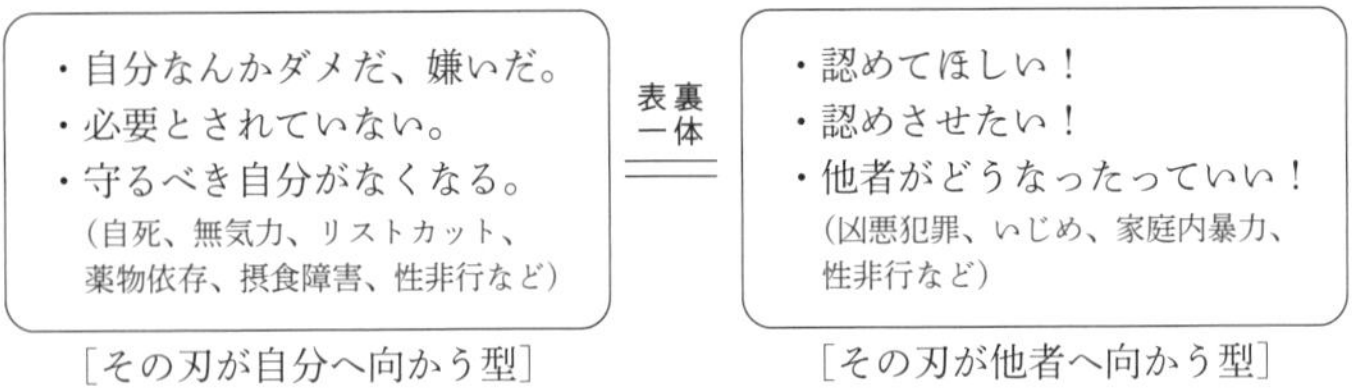

・自分なんかダメだ、嫌いだ。
・必要とされていない。
・守るべき自分がなくなる。
（自死、無気力、リストカット、薬物依存、摂食障害、性非行など）
[その刃が自分へ向かう型]
表裏一体
・認めてほしい！
・認めさせたい！
・他者がどうなったっていい！
（凶悪犯罪、いじめ、家庭内暴力、性非行など）
[その刃が他者へ向かう型]

図1 |「自己否定感」が生み出すのは“依存症”だけではない

心の闇に救いをもたらす「食」

では、こうした自己否定感に陥らない（陥らせない）ためには、どうすればよいのだろうか。それは、端的に言えば「あなたが大切（私は必要）」という「生への肯定感」を育むことだろう。そしてより具体的には、「存在の世話」を行うことがその答えの一つと考えている。この「存在の世話」という表現は、哲学者・鷲田清一氏の言葉なので、以下にその文章を紹介したい。

家庭という場所、そこでひとはいわば無条件で他人の世話を享ける。言うことを聞いたからとか、おりこうさんにしたらとかいった理由や条件なしに、自分がただここにいるという、ただそういう理由だけで世話をしてもらった経験がたいていのひとにはある。こぼしたミルクを拭ってもらい、便で汚れた肛門をふいてもらい、顎や脇の下、指や脚のあいだを丹念に洗ってもらった経験……。そういう「存在の世話」を、いかなる条件や留保もつけずにしてもらった経験が、将来自分がどれほど他人を憎むことになろうとも、最後のぎりぎりのところでひとへの〈信頼〉を失わないでいさせてくれる。そういう人生への肯定感情がなければ、ひとは苦しみが堆積するなかで、最終的に、死なないでいる理由をもちえないだろうと思われる。▼2

つまりここで鷲田氏は、引用にあげられているような「存在の世話」から、人生への肯定感情が育まれると指摘しているのだ。では、そうした「存在の世話」の最も大切な一つとは何か。それこそが「日々の食」であろう。なぜなら人は、食べなければ存在できないからだ。食べることは生きること、生きることは食べること。したがって、「日々の食」こそ存在の世話の中心であり、その日々の食によって「生の肯定感」が育まれるといえる。だから私は「日々の食」こそ、自己否定感という現代の心の闇に対する希望の光だと考えているわけである。

キリスト教は「食の宗教」

聖書には、イエスが「罪人」と言われていた人びとと食事を共にした場面がたくさん出てくる。注意して読めば、イエスが大切な教えや姿勢を示しているほとんどの場面が、食べたり飲んだり食卓を囲んでいるときであることに気づく。

イエスはご存じだったと思うのだ。目の前にいる「罪人」や悩める人びとの心の底に、「自分なんかダメだ。神からも人からも見捨てられている」という強い自己否定感が渦巻いていたことを。そして食卓こそ彼らに「そうではない。そんなあなたが大切なんだ」と、自己肯定のメッセージを伝えるのに最もふさわしい場であることを。

あのレオナルド・ダ・ヴィンチの絵で有名な「最後の晩餐」もそんな場面であった（図2）。イエスは十字架に架けられて殺される前の晩、弟子たちと共に食卓を囲むことを望まれた。それはパンとぶどう酒において、ご自分の愛のすべてを遺していくため、そして何より、やがて自分を裏切り極度の自己否定感に苛まれる弟子たちに、「そんなあなたを愛している」と究極の自己肯定を伝えるためだった。こうして後に、このイエスの姿とメッセージに決定的に出会い気づいた弟子たちは、自らも「食卓」を通して、命がけでこの自己肯定のメッセージを伝え始めることになる（それが現在のミサや聖餐という礼拝につながっている）。こうした「食卓」を大切にしてきたキリスト教は、根本的に「食の宗教」なのだ。だからこそ、自己否定感という心の闇に覆われる現代社会において、「食」を通し

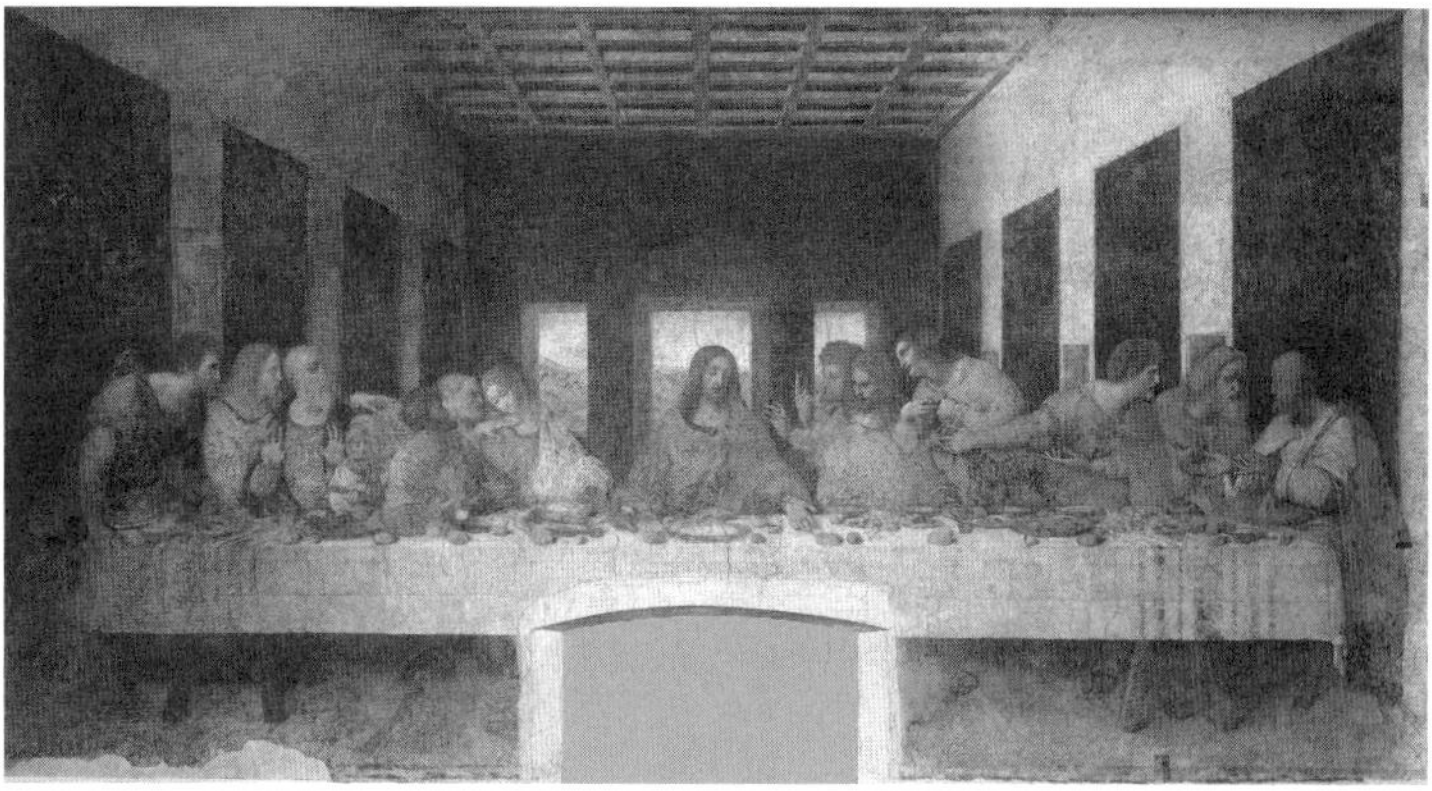

図2　レオナルド・ダ・ヴィンチ「最後の晩餐」
（Leonardo da Vinci : The Last Supper, Santa Maria delle Grazie）

て希望の光を注ぐ使命がキリスト教にはあると思っている。

＊

コロナ禍で様々な行動が制限される中、「おうちごはん」という言葉をよく耳にする。実はこの時期、思いのほか多くの人にとって、身近な「日々の食」のあり方とその意味について改めて見つめ直す機会になっているのではなかろうか。また医療現場においては、人との直接的な出会いを制限されて孤立や自己否定感に苛まれている多くの患者さんたちに対して、「日々の食」のあり方とその意味を改めて問い直す機会になっているのかもしれない。

「食」はこの世がどんな闇に覆われようとも人間生活に不可欠なものであり、人びとの心の闇に光をもたらすことを私たちは無意識のうちにも知っている。「食」は単なる栄養やカロリーの問題ではない。「心の問題」と深くかかわっているのだ。そのことを私たちは、コロナ禍において改めて思い起こしたいと思う。

引用文献

▼1　ダルク編集委員会 編：なぜ、わたしたちはダルクにいるのか—ある民間薬物依存リハビリテーション・センターの記録、一三一頁、ダルク、一九九八

▼2　鷲田清一：悲鳴をあげる身体、七一頁、ＰＨＰ新書、一九九八

索引

ナイチンゲールの越境 5・宗教

ナイチンゲール、神《かみ》の僕《しもべ》となり行動《こうどう》する

二〇二一年一〇月二〇日　第一版第一刷発行〈検印省略〉

著者　徳永《とくなが》哲《さとし》　平尾真智子《ひらおまちこ》　佐々木秀美《ささきひでみ》　野口理恵《のぐちりえ》
眞壁伍郎《まかべごろう》　大北全俊《おおきたたけとし》　伊藤幸史《いとうこうし》

発行　株式会社　日本看護協会出版会
〒一五〇－〇〇〇一　東京都渋谷区神宮前五－八－二　日本看護協会ビル四階
〈注文・問合せ／書店窓口〉TEL　〇四三六－二三－三二七一　FAX　〇四三六－二三－三二七二
〈編集〉TEL　〇三－五三一九－七一七一
https://www.jnapc.co.jp

装幀　齋藤久美子

印刷　株式会社フクイン

 ISBN978-4-8180-2363-5